ワークブックで学ぶ

ナイチンゲール
『看護覚え書』

徳本 弘子

メヂカルフレンド社

はじめに

看護を学ぶ
すべての皆さんへ

"看護とは何か"を探して —— ナイチンゲールの言葉の力

　この本を手にした皆さんのなかには、"ナイチンゲールという名前は聞いたことがあるけれど、具体的にどんなことをしたのか実はよく知らない"という人がいるかもしれません。いったいナイチンゲールとはどんな人なのでしょうか？ 21世紀の今、看護に携わっている私たちにどんなことを教えてくれるのでしょう——。

　私（筆者）は小学校1年生のときにナイチンゲールの伝記を読み、初めて彼女のことを知りました。それから時を経てナイチンゲールと再会したのは、看護学生になったときでした。

　1年生の授業で、ナイチンゲールの著書の一つである『看護覚え書』とその原著（英語版）を学びました。授業の内容は正直言うと記憶のかなたですが、臨床に出てから"看護って何だろう"と思うたび幾度も、『看護覚え書』を開いてはナイチンゲールの言葉に触れ、そうして今に至っています。

　『看護覚え書』のなかには、看護学生として看護を学んでいる間はもちろん、看護師になって臨床に出てからも、きっと皆さんに助言や救いを与えてくれるはずの言葉がたくさん書かれています。

　本書では、そんな『看護覚え書』のなかの彼女の言葉をひもときながら、その思想や理論を学んでいきます。ただ読むだけでなく、それらをより深く理解できるようにと、ワークをしながら進めるつくりになっています。

　現代看護の創始者といわれるナイチンゲールですが、その呼び名のとおり、彼女の思想は現代の看護にも多く受け継がれています。

　ナイチンゲールの時代にも、今日の私たちにも共通する健康の法則、看護の法則、看護であること、看護でないことを一緒に探っていきましょう。

　この本での学びが、皆さん一人ひとりの"看護とは何か"の探究の助けとなれば、とてもうれしく思います。

2016年11月　德本弘子

もくじ Contents

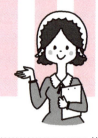

| prologue | この本で学習を始める前に | vi |

PART I　ナイチンゲールを知ろう

- 1. ナイチンゲールの言葉を、自分自身の中へ ……… 2
- 2.「現代看護の創始者」ナイチンゲールは、どう生まれたか ……… 5
- 3. ナイチンゲールのすごさがわかる、8つの功績 ……… 9
- PART I のおわりに～看護を学ぶ皆さんに贈るナイチンゲールの言葉 ……… 23
- PART I まとめワーク ……… 24

PART II　『看護覚え書』から看護を学ぼう

- はじめに ……… 30
- 序章 ……… 33
- 第1章　換気と保温 ……… 36
- 第2章　住居の健康 ……… 40
- 第3章　小管理 ……… 44
- 第4章　物音 ……… 48
- 第5章　変化 ……… 52
- 第6章　食事 ……… 56
- 第7章　食物の選択 ……… 60
- 第8章　ベッドと寝具類 ……… 64
- 第9章　陽光 ……… 68
- 第10章　部屋と壁の清潔 ……… 72
- 第11章　からだの清潔 ……… 76
- 第12章　おせっかいな励ましと忠告 ……… 80
- 第13章　病人の観察 ……… 84
- 第14章　おわりに ……… 96
- 補章 ……… 100
- PART II のおわりに～『看護覚え書』に手技の具体的記述がない理由 ……… 115
- PART II まとめワーク ……… 119

PART III　看護について考えよう

- ワーク1　入学前～初めての臨床実習に出る前に取り組もう！ ……… 130
- ワーク2　臨床実習で初めて患者さんを受け持ったときに取り組もう！ ……… 132
- ワーク3　1年次の修了時に取り組もう！ ……… 134
- ワーク4　臨床実習で患者さんと深いかかわりができたときに取り組もう！ ……… 136
- ワーク5　すべての臨床実習を終えたときに取り組もう！ ……… 137
- ワーク6　卒業を目前に控えた時期に取り組もう！ ……… 139
- 番外編　わたしのワーク ……… 141

design／石井利香（ワンダフル）
illustration／石井利香（ワンダフル）、北原功

本書の使い方

prologue この本で学習を始める前に

- ☑ prologueは、本書での学習を始める前にぜひ取り組んでほしいワークです。
- ☑ まずp.viを読んでから取り組んでください。

> まずはワークからスタート！

PARTⅠ ナイチンゲールを知ろう

- ☑ PARTⅠでは、ナイチンゲールがどのような人なのかについて学びます。
- ☑ 読み進めながら、以下のワークを行ってください。

  - ❢ 気に入った言葉　すごいと感じた言葉　"なるほど"と思った箇所 に
    ピンク色マーカー（または赤ライン、または下線）を引く。

  - ❢ よく理解できない・わからないと感じた箇所　もっと知りたい・調べたいと思った箇所 に
    青色マーカー（または青ライン、または波線）を引く。

> 読みながらワークしよう！

- ☑ PARTⅠをすべて読み終えたら、p.24～27の「PARTⅠ まとめワーク」を行ってください。

PARTⅡ 『看護覚え書』から看護を学ぼう

- ☑ PARTⅡでは、ナイチンゲールの代表的な著書『看護覚え書』について学習します。
- ☑ PARTⅠと同じく、読み進めながら以下のワークを行ってください。

  - ❢ 気に入った言葉　すごいと感じた言葉　"なるほど"と思った箇所 に
    ピンク色マーカー（または赤ライン、または下線）を引く。

  - ❢ よく理解できない・わからないと感じた箇所　もっと知りたい・調べたいと思った箇所 に
    青色マーカー（または青ライン、または波線）を引く。

> 読みながらワークしよう！

- ☑ ひとつの章を読み終えるごとに、各章末にある「振り返りワーク」を行ってください。
- ☑ PARTⅡをすべて終えたら、p.119～123の「PARTⅡ まとめワーク」を行ってください。

> ラストもワークしよう！

PARTⅢ 看護について考えよう

- ☑ PARTⅢでは、PARTⅠ、PARTⅡで学習したことを踏まえ、"看護"について考えを深めていきます。
- ☑ 取り組む時期が異なる6つのワークがありますので、該当する時期が来たらそれぞれのワークを行ってください。
- ☑ どんな時期に取り組むワークが載っているのかは、「もくじ」またはp.129で確認ができます。

この本で学習を始める前に

ナイチンゲールについて、
そしてその著作『看護覚え書』について学習する前に、
まずは皆さん自身の考えや気持ちを整理してみましょう。

p.vii～p.xに、4つの質問があります。

看護学生として看護の道を歩きはじめようとしている今の気持ち、
これから看護学生として過ごす日々への思い、
看護師になってからの自分を想像したときの思いを見つめ、
自分なりの言葉で自由に書き出してみてください。

これらの問いに"正しい"答えはありません。
難しく考える必要はいっさいありません。
自分自身のなかにきっとある答えを探してみてください。

Q1

date 年 月 日

あなたはなぜ看護師になろうと思ったのでしょう？

自由に記述してください

Q2 看護とは、どのようなものだと思いますか？

date 年 月 日

自由に記述してください

Q3 どんな看護師になりたいですか?

date　年　月　日

自由に記述してください

Q4

看護学生としての今の思いを自由に書き出してください。

自由に記述してください

PART I

ナイチンゲールを知ろう

- このパートでは、ナイチンゲールがどんなことをした人なのか、現代看護の創始者といわれるのはなぜかを探っていきます。

- 読み進めながら次のワークを行いましょう。

> **ワークで理解を深めよう!**
>
> **PART I を読みながらワークをしよう!**
>
> ✏ 気に入った言葉　すごいと感じた言葉　"なるほど"と思った箇所 に
> ピンク色マーカー(または赤ライン、または下線)を引いてください。
>
> ✏ よく理解できない・わからないと感じた箇所
> もっと知りたい・調べたいと思った箇所 に
> 青色マーカー(または青ライン、または波線)を引いてください。

- PART I をすべて読み終えたら、p.24〜27の PART I まとめワーク (PART I に登場する用語や語句の意味調べなど) に取り組んでください。

ナイチンゲールの言葉を、自分自身の中へ

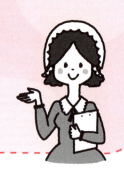

date　年　月　日

　これから看護を学ぶ皆さんに、ナイチンゲールの次の言葉をお伝えしましょう。

> あなた方は、進歩し続けない限りは、退歩していることになるのです。目標を高く掲げなさい。二年目も三年目も、またあなたの生涯を通して、この最初の一年に築いた基礎の上に立って、自分を訓練し続けなければなりません。[1]

　これは看護師の見習生（学生）に向けて述べられたものですが、この言葉を読んでどんなことを思いましたか？ ナイチンゲールはどのような人だと想像しましたか？
　"どういう意味かよくわからない" "もしかして厳しいことを言う人なのかな" と、まだあまりピンとこないかもしれません。
　ナイチンゲールは、その生涯を通じて非常にたくさんの著書や手紙を遺しています。そこにある彼女の言葉や思想は、看護の道を志した皆さんにとって、きっと財産となるはずです。悩んだとき、迷ったときの道しるべにもなってくれるでしょう。

◆ 看護とは何か

　p.viiiで、看護とはどういうものだと思うか、皆さんなりに考えてもらいました。これから看護学生として看護の勉強を重ね、臨床実習での経験を積むなかで、その考えはより深まっていくことでしょう。しかしその一方で、"看護って、いった

いなんだろう？"とわからなくなって悩むこともあるかもしれません。

　私（筆者）は学生の頃、看護とは何かと教員に尋ねたことがありますが、それは自分自身で探すものだと言われました。とはいえ、当時は図書館に行っても、ナイチンゲールの『看護覚え書』や、ヘンダーソン（Virginia Avenel Henderson；1897～1996年）、ウィーデンバック（Ernestine Wiedenbach；1900～1996年）の本しかなく、看護の書棚は本当にさみしいものでした。そこで、看護学セミナー[注1]に参加して、看護とは何かを自分なりに探したりもしたものです。

　あれから40年 ──、図書館には看護の本があふれています。ぜひ、いろいろな本に触れ、"看護とは何か"を探ってみてください。

◆ "看護とは何か"、私なりの答えはナイチンゲールの言葉にあった

　ナイチンゲールについて学ぶ前に、まずは私（筆者）自身が"看護とは何か"の答えにたどり着いたときのお話をしましょう。

　私は臨床に出て1年目の頃、外科病棟に勤務していました。このときの私は、「患者さんが痛くないようにしよう」と考えながら看護をしていました。患者さんが笑顔になったり、苦しそうな表情が和らぐと、ホッとして、これが看護のやりがいと感じました。

　でも一方で"これは何のため？""これって看護なの？"とも思っていました。そんななか、一緒に働いていた先輩たちは、"ここでは看護ができない"と言って次々と辞めていきました。先輩が患者さんに行っている実践を"「看護」だ！"と思っていた私は、そんな光景にとても驚きました。"どこだったら看護ができるの？""患者さんが目の前にいて看護ができないってどういうこと？""みんなが思う看護と私が思う看護は違うの？""看護って一人ひとり違っていいの？"と疑問を抱いていました。

　2年目には希望して小児科に異動しました。小児科では、患児が痛くないように、苦しくないように看護することが、なおのこと大切でした。痛くないとき、苦しくないときの子どもの表情は、痛いときや苦しいときのそれとは大きく異なります。看護師のかかわり方が、患児の処置後の体調の変化に大きく影響することを体験しました。

　この頃、"看護とは何か"の答えを探すために参加した研修で、ナイチンゲール

の『看護覚え書』の一節——看護とは「患者の生命力の消耗(しょうもう)を最小にするように整えること、を意味すべきである」[2]——に出合い、私は"まさにこれだ！"と思ったのです。なんとナイチンゲールは、100年以上の昔に、すでに看護を発見し、現代に生きる私たちに書き遺しておいてくれたのですね。

　当然、学生時代にすでに出合っていたはずの一節ですが、このように私は、臨床に出て多くの経験をして初めて、ナイチンゲールの言葉の意味を理解できたのでした。

　ナイチンゲールもたびたび、「看護は文字から学ぶことができない」と述べています。まさに、経験したからこそ文字が心に飛び込んできたのかもしれません。このナイチンゲールの看護の定義は、その後の臨床経験のなかでの私の判断基準となりました。また、看護管理や教育指導の判断基準にも活用できることを学びました。

　ところで、ナイチンゲールが看護を発見できたのはなぜでしょうか？ この問いを明らかにするには、まずナイチンゲールが何者かを説明しなければいけません。皆さんは"何者って、看護師じゃないの？"と思うかもしれませんね。実は、ナイチンゲールは様々な顔をもっているのです。

---

column

フローレンス・ナイチンゲール記章（Florence Nightingale Medal）

　1907年および1912年の赤十字国際会議の決議に基づき、フローレンス・ナイチンゲール基金が設立され、これによってフローレンス・ナイチンゲール記章は創設されました。受章資格は、平時または戦時において、傷病者、障がい者または紛争や災害の犠牲者に対して、偉大な勇気を持って献身的な活躍をした者や、公衆衛生や看護教育の分野で顕著な活動、創造的・先駆的貢献を果たした看護師や看護補助者とされています。

　ナイチンゲールの生誕100周年にあたる1920年に第1回の記章が授与され、これまでに全世界で1447名、このうち日本人は107名が受章しています（2015年5月12日現在）。

注1　川嶋みどり氏（日本赤十字看護大学名誉教授、ナイチンゲール記章受章者）が1965年に結成した東京看護学セミナー（共同学習や集団研究を行うべく集まった研究者らの団体）が、結成以来、毎年のように開催していた公開セミナー。現代の看護学テキストに書かれている「安全・安楽」の考え方は、この当時の研究者たちが実践のなかから導き出したものである。

「現代看護の創始者」ナイチンゲールは、どう生まれたか

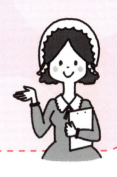

date　年　月　日

　ナイチンゲールは現代看護の創始者といわれており、その思想の多くは現代にも受け継がれています。ただし、彼女の思想のなかには、実はまだ私たちが現実のものにできていないことさえあるのです。彼女はそれほどまでに莫大な遺産を遺してくれました。

◆ 看護の法則を発見

　ナイチンゲールが現代看護の創始者と呼ばれる最大の理由は、**看護の本質を発見した最初の人である**からです。これはニュートンが、リンゴが落ちるのを見て万有引力を発見したのと同等の功績です。たしかに、看護という行為自体は有史以来ありました。看病という形で人々は、家庭や寺院で病気の人をケアしてきた歴史があります。しかしだれも、看護に「健康の法則＝看護の法則」の発見はしませんでした。ナイチンゲールはこれを発見し、書物に著した最初の人なのです。
　ではなぜナイチンゲールは、このような発見ができたのでしょうか？　答えはナイチンゲールがどのように育ってきたかにあります。

◆ ナイチンゲールの生きた時代

　ナイチンゲールは1820年5月12日に生まれ、1910年8月13日に90歳で亡くなりました。つまり彼女が生きた時代は19世紀から20世紀の始まりの頃ですから、日本では江戸時代の終わりから明治時代に当たります。ナイチンゲールが暮らしていた当時のイギリスで、人々がどのような生活をしていたのかイメージできるでしょうか？

看護の日

　1965年、国際看護師協会（ICN）は、ナイチンゲールの誕生日にちなみ、5月12日を「国際看護師の日」に定めました。日本では1990年に「看護の日」が制定されました。当時、来たる21世紀の高齢社会で、予防できる病気の悪化によって医療費が増加し続けることは国民の幸せにならないため、国民のだれもが看護の心やケアの心、助け合いの心を育むことで、病気を予防し、それでも避けがたい病気に倒れた人には温かな励ましが注がれるように、という目的で制定されました。看護職として、私たちは、ナイチンゲールの看護の法則＝健康の法則を国民に知らせる役割も担っているのです。

　イギリスの19世紀といえば、1860年代以降に本格化した産業革命による経済の繁栄と、植民地支配で大きな勢力を誇っていた時代です。一方で、上流階級と労働者階級（下層階級）の人々との間で貧富の差がますます広がり、労働者階級の人々の生活は困窮をきわめていました。また、子どもたちは労働力として認識され、過酷な労働を強いられていました。さらに、人々のあいだに衛生に関する知識が根づいておらず、生活環境も劣悪なもので、生まれて間もなく命を落とす子どもや孤児も多くいたといいます。

◆ ナイチンゲールは大富豪のお嬢様

　ナイチンゲールは、イギリスの裕福なジェントリ（大地主）の家庭の出身です。
　彼女のファーストネームは「フローレンス」ですが、これは両親が3年間にわたる海外への新婚旅行中に訪れたイタリア・フィレンツェでナイチンゲールが生まれたことに由来しています（フィレンツェの英語名がフローレンスです）。"新婚旅行で3年間も海外へ!?"と、私たちの感覚からすると驚いてしまいますね。
　ナイチンゲール家の大きな邸宅には夏用と冬用があり、社交界の時期にはロンドンに滞在したといいます。まさに上流階級の暮らしですね。労働者階級の人々の暮らしが劣悪だったことを考えると、かなりの格差があることがわかるでしょう。
　ところが、ナイチンゲールはこうした裕福で安穏な生活に嫌悪感を抱いていた

といいます。

◆ ナイチンゲールの少女時代

　幼少期のナイチンゲールは、一風変わった子どもだったそうです。情熱的でありながら人見知りで、子どもの頃からおびただしい数の手紙や私記（メモ）を書いていました。性格は几帳面で、秩序を重んじたといわれています。

　彼女は小さい頃から日常生活のなかで細かくメモを取る習慣があり、それらは「私記」として大量に遺されています。おかげで、現代においても私たちはナイチンゲールの心情、内的な思考について知ることができるのです。これらのメモによると、14歳頃には「くだらない事柄に時間を無駄に使うのではなく、何かきちんとした職業とか、価値のある仕事がしたくてたまらない」[1]と考えていたようです。

　ナイチンゲールは16歳になる頃、社交界にデビューする前の1年間、海外へ家族旅行に出かけました。学んだ言葉を実地で使い、大好きなモーツァルトの歌劇を観劇しながらメモ帳を几帳面につけ、楽譜や歌詞や演技を一覧表にして詳しく比較し、驚くほど精密に具体的な数字に転化したといいます。

◆ ナイチンゲールが看護に目覚めたとき

　ナイチンゲールは、16歳のある日、「自分は人のために何かしなければならない」と神のお告げを受けた[2]と私記に記しています。「人のために何かをする」ことを考え続け、ときに母親と共にナイチンゲール家の広大な敷地に住む貧しい農民や病人の家を訪問し、食べ物や施しを与えていました。この施しや慈善活動は、当時の上流階級の貴婦人のたしなみでもありました。

　この活動の過程で、ナイチンゲールは人を看護することが自分のやるべき仕事であると考えました。「私は人々の苦しみを思うと目の前が真っ暗になり、それが四六時中、前からも後ろからもつきまとって離れない、私はもうほかのことは考えられない。〜中略〜目に映る人々はみな、不安や貧困や病気にむしばまれている」[3]とナイチンゲールは言っています。

1844年、24歳になったナイチンゲールは、病める人、苦しむ人を癒す仕事をしようと決意します。現代も多くの若者が人のために何かしたい、役に立ちたい、救ってあげたいという思いに駆られて看護師を志しますが、ナイチンゲールも目の前の貧しい人々、病気で苦しむ人々を見て、自分がなすべきことは看護師になることだと決心したのです。

　しかし、ナイチンゲールが実際に看護師として訓練を受けられるまでには数年がかかりました。この間、看護師をしたいという思いがかなわず、もてる力を発揮できない状況は、ナイチンゲールを消耗させました。このときの思考の一部は、ナイチンゲールの著作の一つである『思索への示唆』に記されています。

ナイチンゲールのすごさが わかる、8つの功績

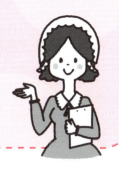

date　年　月　日

　ここからは、ナイチンゲールが遺した功績についてみていきたいと思います。

◆ ①看護師教育の基盤をつくり、看護を「専門職」として確立した

● 看護師は下層階級の仕事だった？

　19世紀当時、上流階級に生まれた女性は社交界にデビューし、やがて結婚することが暗黙のうちに決められており、仕事をすることなどあり得ませんでした。中流階級の女性も同様でした。教育を受けた結婚していない女性の仕事として、家庭教師の職があるにはありましたが、生活を支えるために仕事をする女性は下層階級だけだったのです。

　看護師も、こうした教育を受けない無学な下層階級の女性の仕事でした。その仕事内容は、今でいう清掃員だったのです。世間では看護師はふしだらな女性というのが通念でした。

　ナイチンゲールと同時代を生きたイギリスの小説家、チャールズ・ディケンズ（Charles Dickens；1812〜1870年）は、下層階級の人々を描いた作品を多く遺していますが、その作品中で描かれる看護師は、老婦人で、助産や看護、夜間寝ずの付き添い、死体処理の業務に就く、という様子です。

　当時の報告書にも、看護師はいかがわしい人物、ほかの職に就けない召使いとして記録されていました。また、看護師が患者の薬用のワインやビールを盗み飲んだり、窃盗をしたり、患者に対して金品を要求したりするのを監視するため、医師の助手たちが夜間に何度も病院内を巡回しなければならなかった、とも記述されています。

● **看護師を訓練する学校を設立**

　清掃業務が主だった看護師から看護だけを切り離し、専門職にしたのがナイチンゲールです。それまでの看護師と区別するために当時は「訓練看護師」と呼ばれていましたが、ナイチンゲールはこの訓練看護師を養成する学校を設立しました。その学校が、1860年、聖トーマス病院に付属させるかたちで設立された、ナイチンゲール看護師訓練学校（The Florence Nightingale School of Nursing and Midwifery）です。

　看護の法則を学び、それを実践に移す技術を身につけるためにつくられた教育システム（だれが何を教えるか、だれが教える人を訓練するかといった、学校での訓練にかかわる医師、訓練看護師を指導する看護師、管理者の役割が明確に詳細に示されている）に基づき教育が行われました。

● **看護師になる訓練とは**

　ナイチンゲールの計画したカリキュラムは緻密につくり上げられています（教育目的、教育目標、学ぶ科目、内容が記述されており、この内容は日本で看護師教育が始まった初期に組み立てられた看護学校での学習内容と重なっています）。

　看護師になる訓練についてナイチンゲールは、「訓練とは、生と死、健康と病気といった途方もなく大きな事実に直面して、正確に観察し、理解し、正確に知り、実施し、正確に報告するという自らの仕事を自覚するように教えることである」[1]、また「訓練とは看護師が、病人が生きるように援助するのを教えることである。病気を看護することは一つの芸術（技術）である。しかも系統的で実施に即した科学

---

column

看護教育

　専門職としての看護師を訓練するための学校を初めて作ったナイチンゲールは、「訓練によって私たちが得るべきものは、どのように自分を訓練するか、どのように自分でものを観察するか、どのように自分でものを考えるか、この三つを身につけることにつきる」[2]と言っています。訓練生に「なぜなのか考える」ことを繰り返し説き、教える側の人間にも「なぜそうなるのかを教える」よう指示しています。これは現在の看護教育にも通じています。様々な知識や理論を実践の場でどのようなときにどう使うのか、実習をとおして習得してもらい、生涯にわたって勉強し続ける能力が身につくようにと教育がなされています。

的な訓練を必要とする芸術（技術）である」[3)]と書いています。

　ここで学んだ看護師は世界中に派遣されました。後述しますが、日本で初めて設立された看護学校にも、ナイチンゲールの影響を受けた看護師が教員として派遣されています。

● **19世紀末、看護師は女性の専門職と認められる**

　イギリスにおいて女子中等教育が整備されていくのは1870年代以降です。イギリスの国勢調査によると、1851年、20歳以上の女性の専門職者として掲載されている職業として「音楽教師」「学校教師」「女家庭教師」「そのほかの教師」とあります。このときには看護師は専門職にあげられていませんでした。

　ところがナイチンゲール看護師訓練学校ができて31年後の1891年の国勢調査では、「医療関係者　女性5万人」と記述があります。ナイチンゲールの功績もあり、ここで初めて看護師は専門職者の仲間入りを果たし、教師に次いで女性の就業者の多い職業となったのです。

◆ ②戦争の死者を劇的に減らした

　ところで、ナイチンゲールといえば、「クリミアの天使」という呼び名が知られていますが、これはナイチンゲールがクリミア戦争（1853〜1856年）に志願し、看護団の統括責任者として従軍したことに由来しています。ただ、"天使"といっても、戦争のときに敵味方関係なく看護をしたのかというと、決してそういうわけではありません（ナイチンゲールのクリミア戦争での活躍を聞いたアンリ・デュナンは赤十字を創立し、傷ついた兵士を敵味方の区別なく助ける支援を始めました）。ではナイチンゲールはどんなことをしたのでしょうか？

● **女性看護師総監督として戦場へ**

　「なぜ選び抜かれた若者が次々と死んでいかなければならないのか」[4)]。これはクリミア戦争でスクタリ（現在のトルコ・イスタンブールに隣接する地区であるユスキュダルの旧名）の野戦病院（戦場で傷病兵を収容し治療する病院）を経験したナイチンゲールの思いです。クリミア戦争時、野戦病院では多数の若者が亡くなりました。

> **column** アンリ・デュナン（1828～1910年）
>
> 　スイス人実業家のアンリ・デュナンは1859年、イタリア統一戦争の激戦地で、4万人もの死傷者が打ち捨てられている悲惨な状況に遭遇し、町の人々と協力して負傷者の救護にあたりました。この経験から、戦争で傷病者を敵味方の区別なく救護するための組織の必要性を訴え、これがきっかけで最初のジュネーブ条約（赤十字条約）が調印、1864年には国際赤十字組織が誕生しました。こうした功績が認められ、デュナンは1901年に第1回のノーベル平和賞を受賞しました。

　ナイチンゲールはクリミア戦争の際に、イギリス政府から「トルコ領における英国陸軍病院 女性看護師総監督」に任命され、クリミアへ派遣されました。1854年11月、ナイチンゲール率いる看護団は派遣先のスクタリに到着しました。

●劣悪な環境と抵抗勢力

　スクタリの英国陸軍野戦病院は傷病兵であふれ、不潔きわまりない廊下には兵士たちが寝かされた藁床が30cmの間隔で4マイル（6.4km）にもわたって並んでいたといいます。病院ではすべてのものが不足し、手術台も医薬品も調度品も医療スタッフも、極度に少ない状況でした。当時のスクタリの状況は、「ベッドはほとんどなく、兵士たちは惨めにも着衣は背中が擦り切れた状態で、ぼろ切れのようなものをまとい、藁床に横たえられていました。兵士たちの着衣、というよりも着衣の残骸には、ノミやシラミが溢れていました」[5]と書かれています。

　しかしながら、ナイチンゲール看護団は身動きができませんでした。なぜなら、陸軍遠征軍医長官が「病院の設備は十分に満足すべき状態で物品の欠乏もない」と本部に報告し、ナイチンゲール一団を追い払う作戦に出たからです。当時女性が戦場に出て働くなどあり得ないことでした。特に軍の上層部は何とかナイチンゲールの一団を阻止したいと考えていました。一方、当時の英国陸軍は部局の権限が複雑に絡み合って日常品の手配にも多くの書類が必要な状況でした。また調達官は現場の状況を把握しておらず、物資の補充体制はかなりずさんだったのです。

　ナイチンゲールは状況を観察しても、軍の規律を乱す行為は看護師団を本国に送り返す口実にされてしまうと考え、手出しをしませんでした。大きな仕事をするときは権力をもつ人たちの反対があっては成功しないことを知っていたからで

す。しかしその間ナイチンゲールは、規則に触れずにできることを探していました。

● **看護活動を開始**

　戦況が激しくなり、大量の負傷兵が病院になだれ込むと、いよいよ医師も手が回らなくなり、ナイチンゲールの一団に正式に支援を要請しました。それで初めて、ナイチンゲールは活動を開始したのです。ナイチンゲールは水を得た魚のように活発に行動しました。不足物資と調達状況の記録を作成し、様々な方面から支援された多額の資金を利用して病院物資の流通を手中におさめ、病院内の衛生を改善し、洗濯小屋を作り、ボイラーを設置し、病棟を拡張しました。

● **兵士の死亡率が19分の1に低下**

　ところが収容人数が増えると院内で感染症が猛威をふるい、医師や看護師も次々と命を落としていきました。死亡者が増え続けることを懸念した衛生委員会の調査によって、初めて病院の構造的欠陥が明らかになりました。この調査後、病院の下水を清掃し、壁や床を消毒し、ネズミや害虫を駆除することができるようになりました。この改善工事がほぼ完了した1855年6月頃には、病院は病院としての衛生環境を取り戻し、病気の兵士が減少しました。

　『英国陸軍の死亡率』(1858年) は、ナイチンゲールがクリミア戦争後に著した報告書『英国陸軍の保健覚え書』から陸軍の衛生改革のために作成した抜粋版です。このなかで「1855年2月の死亡率は年率にすると415％でした。〜中略〜死亡率の低下を見たのは衛生改善策が実行されたあとで、その効果はてきめんでした。〜中略〜ついに6分の1以下にまで下がり、1855年2月の最悪の数字から比べると19分の1にまで下がりました」[6]「スクタリでの経験で証明されたことは、病院という建物は、管理を怠れば悪疫の巣と化し、管理が行き届いて初めて並の建物になる、ということです」[6] と書いています。

　この経験をもとに、病院という建物が「病人に害を与えない」ために、どのように建てられなければならないか、どのように管理されなければならないかを徹底的に追究して書かれたのが『病院覚え書』(1863年) です。

　これは私（筆者）の推測ですが、この死亡率の激減は、"なぜ病気になるのか？" "どうすれば人は健康になるのか？" を考え続けたナイチンゲールが、スクタリの従軍前のロンドン淑女病院の1年の病院管理経験を踏まえた仮説 (たぶん確信があったと思いますが) である「健康の法則」を、まさに検証した結果だった

と思われます。

◆ ③病院建築のモデルをつくった

●病人に害を与えない

　かつて病院は、「傷病者や病人の収容施設」という意味合いの強い、「隔離」「収容」の場でした。しかしナイチンゲールは病院という建物を次のように定義したのです。

　「病院が備えているべき第一の必要条件は、病人に害を与えないことである。〜中略〜というのは、病院、それも特に人口の密集している都市の病院《の中での》死亡率が、病院《以外の場所で》手当てを受けている患者について予想される同種の病気の死亡率よりも、はるかに高いからなのである」[7]。

　なお、病院の人口密度については資料のデータをもとに図を使って説明しています。

　"感染症は予防できる"と考えたナイチンゲールが当時最も心を痛めていたのは、本来病人を病気から回復させるための施設であるべき病院が、病人の詰め込みや管理のあり方の誤り、そして何よりも病院の建築構造そのものの欠陥によってかえって病人の病状を悪化させ、さらには二次感染（病院内の感染）を誘発する温床となって死亡率を上昇させているという現実についてでした。

　そのためにクリミア戦争から帰国した後のナイチンゲールは、陸海軍の病院だけではなく、一般の公立病院や民間病院のあり方にも目を向け、とりわけ**病院建築のあり方についてデータを収集し分析をして考察を深め、数々の提言を行っています**。病院建築に関するナイチンゲールの指摘や提言の大要は『病院覚え書』にまとめられています。

●「病院病」の4つの原因

　ナイチンゲールは、この『病院覚え書』で「病院病」を発生させる原因として、次の4点をあげています。「①ひとつ屋根のもとに多数の病人が密集していること、②ベッドひとつ当たりの空間の不足、③換気の不足、④光線の不足」[8]、です。これらが病院に不健康さをもたらす、一般的でかつ避けることのできる原因だとしています。

●病院建築の原則

　また、"病院はこう建築されるべきである"という原則について次のように述べています。「①自然換気が容易かつ完全にできる病棟構造であること、②看護面からみて監督指導が容易にできること、③患者の規律が守られやすい病棟であること、④建築や管理のための費用が少なくてすむこと」[9]、です。

　1871年、ナイチンゲールがあげた条件を満たす病棟が、彼女の指導のもと、ロンドンにある聖トーマス病院に建築されました。この病棟を「ナイチンゲール病棟」と呼びますが、こののち**ナイチンゲール病棟は、イギリスだけでなく多くの国の病院に取り入れられました**。

　以前、ある建築学者から、ナイチンゲール病棟は病院建築のモデルとして歴史に残るデザインであること、建築を学ぶ学生も『病院覚え書』を読み、病院建築とはどのようなものであるべきかを学ぶということを聞いたことがあります。

◆ ④「影の陸軍省」ともいわれた交渉力・政治力

●男性社会の障壁

　ナイチンゲールはその手腕を発揮させようとするとき、まずは表舞台に立たないという姿勢で臨みました。これは彼女が生きた19世紀ビクトリア朝にあっては、政治の表舞台で活躍するのは男性であり、女性は表舞台に立たない（立てない）時代だったからです。

　ナイチンゲールがスクタリで活動した際、厳格に規則にしたがって成果をあげたことは前述したとおりです。彼女は**多くの人々を救うために、規則（法律）や環境に不備があれば、規則をつくり環境を変えることを実践した人**でした。こうしてナイチンゲールは陸軍兵士、植民地の人々を救いました。大都会の貧民街の（貧しいことからくる無知と、それによって病気になっていく）人々が人間らしく生き生きと生きていくための手段として法律をつくり、システムをつくることにエネルギーを注ぎました。

　当時、法律をつくっていたのは現状を知らない上流階級の男性たちでした。だからこそ、貧困者、下層階級の人々を救うためには彼女が法律をつくらなければならなかったのです。法律をつくるためにはまず、政治を動かしている男性たちに、その必要性を訴えなければなりませんでした。

> **column 地域看護**
>
> 　ナイチンゲールは地域で働く看護師の養成も支援しました。「究極の目的はすべての病人を家庭で看護することである」[10]と述べ、必ずしも医師がそばにおらず、病院の設備を使えない地域看護師について、「病院看護師よりもさらに高度な学習を積み充分な訓練を受けていなければならない。～中略～医師に代わって症例の記録を取らねばならず、医師は彼女からしか報告を得られないのである」[11]と言っています。まさに現代の訪問看護師の役割を説明しています。

　スクタリから帰ってきたナイチンゲールは、たくさんの報告書を作成しました。これも、多くの若者たち（兵士）が理不尽に死んでいかなければならなかったスクタリの惨事を再び起こしてはならないという思いからでした。ところが、なんとか陸軍の改革に手を付けようと画策するものの、議会に意見を届けようにも手段がありませんでした。

●女王のお墨付きを得る

　1856年、ナイチンゲールはビクトリア女王に謁見（えっけん）する機会を得ました。自分の体験と、陸軍病院と陸軍組織の問題点を詳しくまとめた報告書を作成し、謁見の際にこれをもとにクリミアの惨状を訴えました。これがうまくいき、女王のお墨付きで軍の衛生に関する改革についての審議会を組織し、報告書の作成にとりかかることができたのです。

●緻密な調査・分析力を発揮

　前述の審議会は、周到な準備がなされ、ナイチンゲールに選抜されたメンバー（国会議員、閣僚、衛生学者）が、彼女の代弁者となるよう組織されました。報告書は1000ページにもおよぶ大冊子『英国陸軍の保健覚え書』として出版されました。

　このなかで、ロンドンの医務局総監、在スクタリ医務局、前線の各部隊付医務官たち三者の間に取り交わされた976通の通信文に基づいて、問題点が報告された日時とどんな対処がなされたかを詳細に照合しています。これをもとに陸軍の医療部門の欠陥を示し、クリミア戦争で英国陸軍が経験した惨状の原因を徹底的に追及したのです。このような証拠文書をもとに、「およそ人間が予測しうるかぎ

りにおいて、将来に起こり得る災禍を未然に防ぐために、どのような行政改革が必要か」[12]を指摘しました。

　このように緻密な調査能力と論理能力、データを収集し分析する能力をもって、また男性たちをうまく機能させて目的を成し遂げるナイチンゲールの政治力、統率力は「影の陸軍省」ともいわれていました。

　この力は、当時イギリスの植民地であったインドの駐留軍の保健に関する委員会においても発揮されます。インド統治政策でも馬車2台分に及ぶ書類を収集・分析し、衛生状態に関する報告書『インドにおける陸軍の衛生』をまとめ、貴重な意見を提示しました。インド総督に就任する者は、赴任前にナイチンゲールにあいさつに訪れ、詳細なアドバイスを受けたといいます。

● **人々を救うために戦い続けた**

　ナイチンゲールは様々な法律や制度を創設するため議会の動きを観察し、質問書を作るなど様々に働きかけました。しかし議会には彼女が推し進めようとする改革に対する抵抗勢力が常に存在しました。理想を実現するためナイチンゲールはずっとこの抵抗勢力と戦い続けてきたのです。

⑤統計学者でもあった優れた分析力・考察力

　『ナイチンゲールは統計学者だった！』、これは情報学を専門とする丸山健夫氏の著書のタイトルです。また、統計学の専門家である多尾清子氏は、著書『統計学者としてのナイチンゲール』で、統計学の研究者としてのナイチンゲールの姿や、統計手法、統計図などについて記述しています。

● **「近代統計学の父」ケトレーの影響**

　小さい頃からメモ魔だったナイチンゲールは、たとえば旅行のときには、出発・到着時刻から、旅行先の国々の景色、法律や土地制度、社会情勢、慈善施設の記録や統計が入り交じったメモを取っていたのです。

　このように、ナイチンゲールは物事を鋭く観察する能力をもち、観察した物事を比較分析することを好んでいました。「ケトレーのライラックの法則」という気象学的見地からのライラックの開花予想を、ナイチンゲールは実際に日誌をつけ

て記録し証明しました。ベルギーの数学者アドルフ・ケトレー（Lambert Adolphe Jacques Quétlet；1796～1874年）は近代統計学の創始者で、社会物理学を応用し人間を統計的対象として数量的に把握しようとした人物です。ナイチンゲールは20歳くらいの頃、「数学を勉強したい」と言い出し、優秀な数学者に個人教授を受けていました。なぜ数学を勉強したかといえば、人間の社会現象に数学理論を利用して解明しようとしたケトレーの影響であるといわれています。ナイチンゲールの書棚にあった、ケトレーが著した『社会物理学論集』（ケトレーのサイン入り）には、彼女の注釈が細かく添えられているそうです。その本は今、ロンドン大学図書館に保存されています。

●病院の基本調査・統計を導入

ナイチンゲールは、イギリスの病院において、死亡統計はおろか疾病の分類や看護日数などの基本事項の統計すらほとんどとられていないことに対し、友人のウィリアム・ファー博士と戸籍庁の協力のもと、独自の統一基準を考案し、調査・分析しました。この結果を1858年に『病院覚え書』（第1版）として出版しました。

ナイチンゲールは1857年、第4回国際統計会議が開催されたのを機に、英国社会科学推進会議のロンドン統計学会（のちの王立統計学会）の会員（同学会初の女性会員）に選ばれています。また1874年には米国統計学会名誉会員にも選出されています。**ナイチンゲールは統計学者としても超一流だったのです。**

◆ ⑥病床にありながら、医療と看護の改革のための活動を続けた

●居室から生まれた数々の功績

ナイチンゲールはスクタリからの帰国後、1857年に虚脱発作（過労からあらゆる器官が疲労しきっている状態）で倒れます。以降ずっと、病弱者としてほとんどの時間をベッドの上で過ごすこととなってしまいました。自分の居室を離れることなく、膨大な政府の報告書や公文書を手元に取り寄せ、あらゆる専門家たちとの間で膨大な量の書簡を取り交わし、議会が召集されているときは議会の動きに即応するため、ロンドンを離れませんでした。

桁はずれの量の仕事も調査研究も、『英国陸軍の保健覚え書』『訓練看護師の国

内外の派遣』『救貧覚え書』『病院覚え書』を含む膨大な著作の執筆も、すべて彼女の居室からの書簡で行われました。訓練された看護師による看護体制、救貧院病院の看護体制、地域看護師の設立などの様々な大事業と社会運動——、これらはすべて彼女の居室で成し遂げられたのです。

◆ ⑦看護師という職業を、遠く日本にまで浸透させた

●世界中に知れわたる活躍

　クリミア戦争でのナイチンゲールの活躍は、イギリス国内のみならず世界中に伝わりました。

　明治初期の日本人にもナイチンゲールの名前は知れわたっていました。たとえばナイチンゲールの面会記録に津田梅子（1864〜1929年。津田塾大学の創設者で、日本の女子教育に尽力した人物）の名前があり、津田梅子の手紙にはナイチンゲールに面会できたことが書かれています。また、ナイチンゲールが面会した日本人には2人の医師（日本の医学教育を牽引した人物で、看護教育にかかわった）がいたといわれています。

　ナイチンゲールは日本の国定教科書の修身（旧制の小学校の教科の一つで、天皇への忠誠心、孝行、規律、勤勉など、いわゆる道徳教育がなされた）に登場したといわれています。これはナイチンゲールの意図にいささか相反する扱われ方だったのではないかと思うのですが、明治の日本の子どもたちの教育に影響を与えたことは間違いありません。

●日本初の看護学校

　有志共立東京病院（現 東京慈恵会医科大学附属病院）を設立した高木兼寛は、ナイチンゲール看護学校のある聖トーマス病院に留学し、医療における看護の重要性を認識し、その担い手となる看護師の教育にも力を尽くしました。

　陸軍卿・大山巌の妻である捨松（アメリカの大学を卒業した初の日本人女性。卒業後、コネチカット看護婦養成学校に1年近く通い、上級看護婦の免許を取得した）ら「夫人慈善会」の後援もあり、1885年、有志共立東京病院に付属する、日本初の看護学校である有志共立東京病院看護婦教育所が設立されました。ここで、ナイチンゲール看護師訓練学校で学んだアメリカ人看護師のリードらによる看護

教育が始まりました。

また、1887年、有志共立東京病院の看護師であった那須(なす)セイ、拝志(はいし)よしねは、看護師留学生第1号として、ナイチンゲール看護師訓練学校で学びました。

明治時代、看護教育が始まったばかりの日本においても、ナイチンゲールの影響は大きかったことがわかります。

⑧ 社会を動かした膨大な数の著作

ナイチンゲールは、90年の生涯のなかで、150点とも200点ともいわれる印刷文献を著しています。さらに1万2000点を超える手紙も残されています。出版物の多くは、ナイチンゲールがスクタリから帰ってきてから取りかかった仕事です。ナイチンゲールが書き残した代表的な著作をみていきましょう。

●『英国陸軍の保健覚え書』1858年

『英国陸軍の保健覚え書』は、1858年4月、ナイチンゲールが1000ページもの報告書としてイギリスの国会に提出したものです。これはビクトリア女王直属の委員会の報告書で、ナイチンゲールがスクタリから帰国した直後の1856年から取り組んだものです。

多くの兵士が死ななければいけなかった原因はどこにあり、その責任はどこにあるのかを分析しています。戦地に致命的な危機をもたらした必要物品の不足については、証拠をあげて報告し、さらに責任放棄や職務怠慢については責任者の名前、発生日時を含め指摘しています。

また、スクタリの兵舎の汚物であふれた下水道と便所の実態も述べられており、兵士たちはこれらの重大な衛生上の欠陥とその対処の欠如によって命を奪われたことを明らかにしたのです。

●『看護覚え書』1859年、1860年、1861年

PARTⅡで詳しくひもといていきますが、『看護覚え書』は1859年、史上初めて、家族の健康を守る責任を負っていた女性に向け、看護について書かれたものです。ナイチンゲールが発見した「健康の法則=看護の法則」について述べられています。当時イギリスでベストセラーになりました。

また、翌1860年、ナイチンゲール看護師訓練学校設立の年には、『看護覚え書』の第2版が出版されました。第2版では訓練看護師に向けて「看護師とは何か」「回復期の看護」の内容が加筆されました。さらに翌年には、労働者階級の女性に向けて「赤ん坊の世話」を付録として加えた『看護覚え書 労働者版』が出版されました。

『看護覚え書』は、150年以上を経てもなお、多くの看護師に読み継がれています。それはなぜでしょう――。

多くの理論家が書いた著書は、科学としての一般性をめざし、抽象度の高い言葉で書かれています。そのため看護を学びはじめた初学者には、言葉を理解するのが難しいのです。また抽象度の高い理論を現場で使えるようになるためには、訓練が必要です。

その点、『看護覚え書』は、一般の女性に向けて書かれているため、わかりやすく、現場の状況に適用しやすい内容なのです。だからこそ、多くの看護師が現場に出てからも繰り返し開くのです。私（筆者）の恩師の『看護覚え書』にも、私（筆者）自身の『看護覚え書』にも、メモがびっしり書き込まれています。とても読み応えのある本です。21世紀に生きる皆さんにもぜひ読んでいただき、ナイチンゲールが発見した「健康の法則＝看護の法則」を現代に生かして看護してほしいと思います。

●『病院覚え書』（第3版）1863年

『病院覚え書』では、ヨーロッパ中の病院を見学し収集したデータをもとに、病院の本来の機能は「病人をできるだけ短期間に回復させるところにある」[13]を基本におき、病院統計における基準を、健康へと回復した病人の割合と、それに要した期間の平均とし、回復率、死亡率、平均在院期間、疾病の種類、患者の年齢構成を病院の管理運営において不可欠の要素であることを示しています。

また、「できるだけ短期間に回復させる」と同様の理念のもとに、病室の広さ、ベッドとベッドの間隔、患者一人に必要な空間、ベッドと窓の数、換気の方法が示されています。

さらに、看護師を清掃員、運搬人にしないために、運搬用のエレベーター、各病棟への給湯施設の設置が考えられていました。ちなみに、ナースコールもナイチンゲールの発明だといわれています。このような、衛生状態を保つための様々な設備や、病院の管理についても細かく記述されています。病院勤務の看護師の

病気や死亡、現状把握が容易にできる記録様式を作成したのもナイチンゲールでした。

●『救貧覚え書』1869年

　当時ロンドンは、職を求めて地方から流入する労働者であふれかえっていましたが、その大半は自立して生活していくことができない人々でした。

　ナイチンゲールはこのような状況で「貧困者であっても手足を動かせれば何とかして自立することができるもの」[14]として救貧院に住む病人や虚弱者を病院に移し、必要なケアを受けさせました。そして体が丈夫で前科のない貧困者が自立できるように、教育、訓練する方法を提示しました。さらに、救貧院病院に訓練された看護師を派遣し、看護体制を整えました。

　この『救貧覚え書』には、看護の体制、管理について、訓練看護師の訓練について詳細に記述されています。人間のもてる力を十分に発揮させる方法についての法律、施設、管理、教育といった内容が、ていねいに書かれています。

●『インド駐在陸軍の衛生』1863年

　『インド駐在陸軍の衛生』には、当時イギリスの植民地だったインドにおける衛生改革の統計調査と提言が示されています。1863年にインド衛生委員会の報告書（2026ページ）が作成され、インドで生活している人々や派遣されている軍人の生活様式、病気にかからないような兵舎や生活のしかたまで書かれています。まさに健康の法則が具体的に記述されているといえます。

---

column　**貧困者の救済**

　皆さんは、イギリスというと何を連想しますか？ 首都ロンドン、イギリス王室、アフタヌーンティー、サッカーのプレミアリーグ……と、優雅でおしゃれでかっこいいイメージがあるでしょうか。しかしここまでみてきたように、その歴史をひもとくと、農民や労働者たちは不衛生な生活環境で貧困に苦しんでいたことがわかったでしょう。貧困者の生活を扶助するための救貧法や救貧院など、救済のあり方や考え方は、時代とともに変遷していきました。

　救貧院の様子を描いた作品として、チャールズ・ディケンズの『オリバー・ツイスト』（*Oliver Twist*, 1838年）が有名です。書籍の翻訳版のほか、映画化もされていますので、機会があれば見てみてください。

PARTⅠのおわりに
看護を学ぶ皆さんに贈るナイチンゲールの言葉

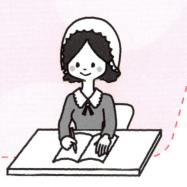

date　年　月　日

　「日々の健康上の知識や看護の知識は、つまり病気にかからないような、あるいは病気から回復できるような状態にからだを整えるための知識は、もっと重視されてよい。こうした知識は誰もが身につけておくべきものであって、それは専門家のみが身につけうる医学知識とははっきり区別されるものである」[1]これは『看護覚え書』の冒頭で、健康上の責任を負う女性たちに向けて述べられた言葉です。

　これから看護師をめざす皆さんは、ナイチンゲールがめざした「健康の法則＝看護の法則」をしっかり学び、それを実践の場で具体的に生かせるよう、科学的な知識を実践場面に適用する技術、つまりアートとして身につけるべく、日々の訓練に邁進してください。

　PARTⅠのおわりに、これから看護を学ぶ皆さんに、ナイチンゲールの言葉を贈ります。

> 人材は創り出さなければならない。どれほど類まれな力量の持主であっても、三ヵ月、六ヵ月、あるいは十二ヵ月くらいではどうにもできるものではない。ゆるぎのない基礎を固めるためには、根強い、熱意のこもった数年間が必要なのである。[2]

　ナイチンゲールの功績に感謝し、その言葉の意味を解釈しながら、これから人々の健康の守り手としての役割を担い、しっかり働ける看護師をめざして、学生時代には基礎をじっくり固めていきましょう。

　ナイチンゲールの考えをより深く理解するために、PARTⅡでは『看護覚え書』の内容を詳しくみていきたいと思います。

date　年　月　日

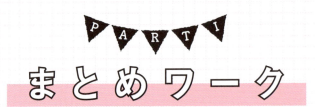

まとめワーク

Q1 PARTⅠ（p.2～23）を読みながら行ったワークで、ピンク色マーカー（または赤ライン、または下線）を引いた箇所――気に入った言葉、すごいと感じた言葉、"なるほど"と思った箇所のうち、あなたが最も興味をもったところを選び、その理由を自分の言葉でまとめてください。

最も興味をもったところ

該当箇所	ページの	行目

内容

最も興味をもった理由

Q2 PARTⅠ（p.2〜23）を読み進め行ったワークで、青色マーカー（または青ライン、または波線）を引いた箇所――よく理解できない・わからないと感じた箇所、もっと知りたい・調べたいと思った箇所のうち、あなたが最も興味をもったところを選び、その理由を自分の言葉でまとめてください。また、それについて調べたことがあれば記述してください。

最も興味をもったところ

該当箇所	ページの	行目

内容

最も興味をもった理由

調べたこと

Q3 PART I（p.2〜23）に登場した言葉や用語のうち、「知らなかったもの」「意味がわからなかったもの」「読み方がわからなかったもの」を下表にピックアップし、その読み方と意味をまとめてください。下表に収まらない場合は、余白ページなどを利用してください。

該当箇所	言葉・用語	読み方	意味
p.　　行目			
p.　　行目			
p.　　行目			
p.　　行目			
p.　　行目			
p.　　行目			
p.　　行目			
p.　　行目			
p.　　行目			
p.　　行目			
p.　　行目			
p.　　行目			
p.　　行目			
p.　　行目			
p.　　行目			

該当箇所	言葉・用語	読み方	意味
p. 行目			
p. 行目			
p. 行目			
p. 行目			
p. 行目			
p. 行目			
p. 行目			
p. 行目			
p. 行目			
p. 行目			
p. 行目			
p. 行目			
p. 行目			
p. 行目			
p. 行目			
p. 行目			
p. 行目			
p. 行目			

PART
II

『看護覚え書』から看護を学ぼう

- このパートではナイチンゲールの代表的な著作『看護覚え書』の章立てに沿って、ナイチンゲールの言葉の意味を考えながら、看護のエッセンスを学びます。
- 『看護覚え書（改訳第7版）』からの引用部分は〈カッコ〉で示しています。
- 読み進めながら次のワークを行いましょう。

ワークで理解を深めよう！

PART II を読みながらワークをしよう！

- 気に入った言葉 すごいと感じた言葉 "なるほど"と思った箇所 に
  ピンク色マーカー（または赤ライン、または下線）を引いてください。
- よく理解できない・わからないと感じた箇所
  もっと知りたい・調べたいと思った箇所 に
  青色マーカー（または青ライン、または波線）を引いてください。

- 各章末の「振り返りワーク」と、p.119～123の PART II まとめワーク（PART II に登場する用語や語句の意味調べなど）に取り組んでください。

はじめに
preface

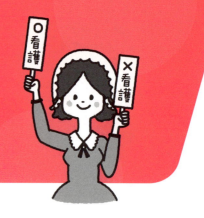

date　年　月　日

> 看護であること、看護でないこと[1]
> What It Is, and What It Is Not
>
> これは、他人の健康について直接責任を負っている女性たちに、考え方のヒントを与えたいという、ただそれだけの目的で書かれたものである。[2]
> They are meant simply to give hints for thought to women who have personal charge of the health of others.

◆ 看護であること、看護でないこと

　『看護覚え書』は、「健康の法則は看護の法則だ」としたナイチンゲールが、人間が健康に生活を送るための支援者として看護師の機能に注目し、自らの実践をとおして看護の新たな機能を記述したものだといえます。

　ナイチンゲールは「看護とは何か」を定義づけ、「看護であること」「看護でないこと」を明確に区別しています。もしかしたら、皆さんはこんなふうに思うかもしれません。

　"看護師がすることはすべて看護でしょ？"

　"看護師がすることに、看護であることと看護でないことなんてあるの？"

　ナイチンゲールの卓越した点は、この**看護か看護でないかの基準を明確にした**点にあるといえるのです。

　ナイチンゲールは『看護覚え書』のなかで、看護師の行為が看護であったか看護でなかったかを判断する基準と理由を、豊富な例を示しながら記述しています。

これは、自分の行為が看護であるか否かを判断する参考にもなりますし、どのようにすれば看護になるのかも教えてくれます。

◆ 看護師を対象として書かれたものではない？

　実は、『看護覚え書』は看護師向けに書かれたわけではありません。「女性はだれもが看護師である」と考えたナイチンゲールが、一般の女性に向けて書いたものなのです。健康を守り、命を育む女性に向け、病気にかからない、あるいは病気から速やかに回復するための具体的な方法について書かれています。そのためでしょうか、この本は、読む人が納得できるような事実を示しながら表現されています。

　ナイチンゲールは、日々の生活の細々したことを整えれば病気にならずに生活できると確信し、まずは生命を生み出す女性に向けて『看護覚え書』を書きました。

　ナイチンゲールは家族の生命がこの女性から生まれてくるのに、女性は実際に何も教えられていないし、「すべてのことが健康より優先されている。われわれは健康には注意を払わず病気に目を向けている」[a]と、当時の人々の状況を把握していました。だからこそ、健康は人間の生活が営まれる家庭生活にかかっているとし、母親、女主人、教師、乳母といった、健康な人々が集団で生活する場にある女性に向け、人々を健康にするため、また健康を維持するため、あるいは病気にさせないための生活を提言したのです。

　「人間の生活が営まれているかぎり国民の健康は女性の肩にかかっている。女性は、〜中略〜生命の法則や健康の法則などを認識しなければならない」[b]として国民の健康の担い手としての女性に期待を込めたメッセージなのです

引用文献　　『看護覚え書（改訳第7版）』該当ページ数・文節番号
1）書名副題より　2）p.1・1

はじめに

振り返りワーク ✏️

Q1 次のうち、ナイチンゲールの考えに基づき、正しいものを選んでください。

1. 「看護であること」と「看護でないこと」は、明確に区別できない。
2. 『看護覚え書』には、人々の健康を守るためのヒントが書かれている。
3. 看護師が行うことは、どんなことでもすべて看護である。
4. 『看護覚え書』は病院で働く看護師だけのために書かれた。

答え

Q2 「看護であること」とは、具体的にどのようなものだと考えますか？
自由に想像して書き出してみましょう。

答え

▶答えはp.124

序章
Introductory Chapter

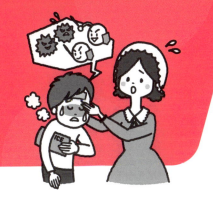

date　　年　月　日

> すべての病気は、その経過のどの時期をとっても、程度の差こそあれ、その性質は回復過程であって、必ずしも苦痛をともなうものではない。[1)]
>
> *all disease, at some period or other of its course, is more or less a reparative process, not necessarily accompanied with suffering*

◆ 病気とは何か

　皆さんは病気とは何かと考えたことがありますか？　苦しかったり、痛かったり、熱があったりと、つらい状況を思い起こすのではないでしょうか。避けたいもの、早く治したいものとも思うことでしょう。
　ナイチンゲールは『看護覚え書』の序章で、まず「病気とは何か」を定義づけています。その考えを、身近な例でイメージしてみましょう。

◆ ナイチンゲールが見出した病気の本質

　かぜで発熱したときのことを思い浮かべてください。
　体は、外敵である菌（きん）の侵入に反応して体温を上昇させます。体温が上昇すると免疫（めんえき）機能（からだを外敵から守るための仕組み）が活性化されます。この免疫機能が、侵入してきた細菌の増殖（ぞうしょく）を抑制するのです。つまり、**発熱はからだが菌に毒される過程を癒（いや）そうとする自然の働きである**ことがわかります。さらに言い換えれば、無理に熱を下げることは回復過程を遅らせることになるといえるでしょう。

そう考えたナイチンゲールは、病気の性質は〈回復過程であって、必ずしも苦痛をともなうものではない〉[1]と述べ、〈病気とは、毒されたり衰えたりする過程を癒そうとする自然の努力の現われ〉[2]だと言っています。熱で苦しんでいる、しかし、無理に熱を下げてはかえって逆効果になりかねない――、このような状態に働きかけるのが看護だとナイチンゲールは考えたのです。

　だからこそ、だれかの健康上の責任を負っている人に向けてこの本を書き、だれもが身につけなければならない知識の初めとして、病気にかからない・病気から回復できるような状態にからだを整えることの大切さを述べ、その出だしで「病気の本質」について述べたのだと考えます。

　ナイチンゲールはこの病気の本質を発見したことで、看護を、〈これまで、せいぜい薬を服ませたり湿布剤を貼ったりすること、その程度の意味に限られてきている〉[3]から、〈新鮮な空気、陽光、暖かさ、清潔さ、静かさなどを適切に整え、これらを活かして用いること、また食事内容を適切に選択し適切に与えること――こういったことのすべてを、患者の生命力の消耗を最小にするように整えること、を意味すべきである〉[3]としました。

　この意味づけのすごさは、学生の皆さんにはまだわかりにくいかもしれません。でも、学習を重ね、患者さんとかかわることが増えるにつれ、実感できるようになることでしょう。

◆ 断定的な表現から見えてくるもの

　ところで、『看護覚え書』を読み進めていくと、**ナイチンゲールの文章は断定した表現が多い**ことに気がつきます。皆さんにはぜひ、その文章を"なぜそう断定できるの？"と問いかけ、身の回りのことに置き換えながら読んでみてほしいと思います。そうすることでさらに深く理解することができるでしょう。

引用文献　　『看護覚え書（改訳第7版）』該当ページ数・文節番号
1) p.13・1　2) p.13・1　3) p.14-15・6

序章

振り返りワーク

Q1 ナイチンゲールの考えに基づき、次の文章中の空欄にあてはまる適切な言葉を答えてください。

> 病気とは、〔 ① 〕の働きによって起こる現象であり、〔 ② 〕の過程である。
>
> たとえば、かぜで発熱するのは、体を菌から守ろうとするために起こるのであって、熱をむやみに下げようとすると回復を〔 ③ 〕ことにつながる。
>
> このような状態に対し、看護として行うべき援助は、生命力の〔 ④ 〕を最小に抑えるように環境を整えることである。

答え①

答え②

答え③

答え④

Q2 ナイチンゲールの文章は、確かな根拠に裏づけられていることから、ある特徴的な表現で書かれています。それはどのようなものでしょう？

答え

▶答えはp.124

換気と保温
Ventilation and Warming

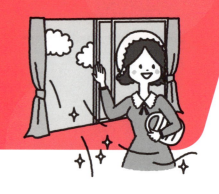

date　年　月　日

> 患者が呼吸する空気を、患者の身体を冷やすことなく、屋外の空気と同じ清浄さに保つこと。1)
>
> *To keep the air he breathes as pure as the external air, without chilling him.*

◆ 清浄な空気の大切さ

　人間は1日におよそ2万リットルの空気を吸っているといわれています。この空気の中には何が入っているでしょうか？

　まず、私たちが生きていくうえで欠かせない酸素（O_2）がありますね。ほかにも二酸化炭素（CO_2）や窒素（N）など、いろいろ含まれています。こうした物質だけでなく、空気中にはほこりも含まれているのです。

　私たちが1日に吸い込む、空気1m³当たりに含まれるほこりの量は、1.6mgといわれます。空気清浄器のテレビコマーシャルなどでよく聞くことかもしれませんが、ほこりには、カビやダニの死骸が存在します。

　また、糞尿の臭気、病気の原因になる細菌やウイルスが空気中に漂っていれば、それらも知らないうちに吸い込んでいることになります。ナイチンゲールは、糞尿の臭気が流れ込むことは、毒を流し込むのと同じとまで言っています。

　ナイチンゲールの時代とは違って、今では下水道も整備されているし、病院には空調設備だってあるから、看護師がわざわざ清浄な空気を管理する必要なんてない、と思うかもしれません。しかし全館空調完備と言っていても、実際にはほこりをかき回すだけで、換気ができていない場合も多いのです。

◆ 清浄な空気を保つ方法

　ナイチンゲールは、**換気とは、要するに（部屋の）空気を清浄に保つこと、それだけを意味するのである**としています。では、吸い込む空気を清浄な空気に保つためには、どうすればよいのでしょうか。

　ナイチンゲールは、「窓を開けること」を勧めています。ただし、これには条件があります。空気がよどんでいたり、汚れた空気で換気している場合もあると考え、外気がどのような状態かを見定める必要があると言っています。

　また、外気を見定めるために、空気検査計が絶対に必要であるとも言っています。空気検査計が温度計と同じくらい単純で小型であれば、空気に無感覚な人に空気の汚染度を知らせることになり、病気の予防になるだろうと考えていたようです。しかし、いまだに空気検査計は温度計のように日常的なものではありません。

　私（筆者）は以前、病院の看護師さんたちと汚物室の臭気をどのように防げばよいかについて研究したことがあります。このとき、臭気をどのように測るかが問題になりました。空気検査計は高価すぎて買えず、けっきょく耳鼻科の医師の、"人間の嗅覚は検査計より優れている"という言葉を頼りに、自分たちの嗅覚をもとにデータ収集を行いました。

　ナイチンゲールも、空気を清浄に保つ換気の判定規準を、〈朝、寝室あるいは病室から外気のなかへ出てみることである。そして再び部屋へもどったときに、すこしでもむっと感じるようであれば、換気は充分ではなかった〉[2)]としています。

　看護師を目指す皆さんは、人間空気検査計として、空気の質を感じ取ることができるよう感覚を磨いてください。教室や実習先の病室を「換気」という視点で観察してみましょう。

◆ 換気をして寒がらせては意味がない

　ナイチンゲールは、換気をすると部屋が寒くなることを嫌がる人がいると述べ、「換気」と「寒気」が混同されないよう、体力のない患者、病気が長引いている患者、衰弱した患者などには、患者を寒がらせずに換気するよう注意を促しています。

　熱は、体内でエネルギーを生み出す過程で産生され、全身を循環する血液を温め、代謝が効率よく起こるための理想的な温度環境を維持する役割を果たしてい

ます。体温の上がらない患者を寒がらせるということは、体温を上げるために余分なエネルギーを消費させることになります。換気と同時に、**患者を寒がらせないようにすることが大切である**と、ナイチンゲールも強調しています。

またナイチンゲールは、〈致命的な冷え込みは、二十四時間中でいちばん気温が低く、かつ前日の食事が与える効力も使いつくしてしまった、明け方に最も起りやすい〉[3]と述べています。

夜の間に、日中取り入れたエネルギーが消費されるため、朝は体内のエネルギーが一日のうちで最も少ないときで、それと並んで体温も低下しています。**エネルギー産生の少ない患者は、明け方には生命力がぐっと低下する**のもうなずけます。

◆ 患者さんを寒がらせない方法

患者さんを寒がらせない方法として、ナイチンゲールは暖房の用い方を詳しく述べています。看護師が〈患者の足先や脛(すね)にときどき手を当てて温度を確かめ、冷え込みの徴候(ちょうこう)を見つけたばあいはそのたびに、湯たんぽ、暖めた煉瓦(れんが)、暖めたフランネル地などをあてがい、同時に温かい飲み物を与える〉[4]とし、これを〈体温が回復するまで続けなければならない〉[4]としています。つまり、これが患者の生命力の消耗を最小にする援助だといえるでしょう。

さすがに現代では暖めた煉瓦を使うことはありませんが、湯たんぽの活用は皆さんが「基礎看護技術」で学ぶ技術の一つで、患者さんを寒がらせないための手軽な方法です。『看護覚え書』には湯たんぽを用いる際の注意点も書かれています。読めばきっと皆さんが実践するときの役に立つはずです。

それから、皆さんはナイチンゲールの時代のように、暖房を気づかうだけではいけません。現代では、**夏の冷房で寒がらせない手立ても必要**だということを忘れないでくださいね。

引用文献　『看護覚え書（改訳第7版）』該当ページ数・文節番号
1) p.21・1　2) p27・18　3) p.32・26　4) p.31-32・26

第1章 換気と保温

振り返りワーク

Q1 人体にとっては害になるにもかかわらず、空気中に酸素や二酸化炭素と一緒に含まれているために、私たちが日々吸い込んでしまっているものは何ですか？

答え

▼▼▼

Q2 吸い込む空気を清浄に保つためには換気が重要ですが、その際の方法としてナイチンゲールが勧めているはどのようなことですか？

答え

▼▼▼

Q3 換気はただ空気の入れ替えをすればよいのではなく、新鮮な外気を取り入れなければならないとナイチンゲールは言っていますが、その際に患者さんを寒がらせてはいけないとも言っています。その理由を簡潔にまとめてください。

答え

▶答えはp.124

住居の健康
Health of Houses

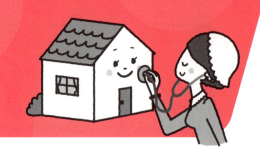

| date | 年　月　日 |

住居の健康を守るためには、つぎの五つの基本的な要点がある。
1. 清浄(せいじょう)な空気／2. 清浄な水／3. 効果的な排水／4. 清潔／5. 陽光[1]

There are five essential points in securing the health of houses：—
1. Pure air. ／ 2. Pure water. ／ 3. Efficient drainage. ／ 4. Cleanliness. ／ 5. Light.

◆ 住居の健康の要点

　ナイチンゲールは住居の健康の基本的な要点として、「**清浄(せいじょう)な空気**」「**清浄な水**」「**効果的な排水**」「**清潔**」「**陽光**」をあげています。なかでも、空気と水は、人間が生きていくうえで最も不可欠なものです。排水、清潔、陽光は、空気と水を清浄に保つための条件だと読み取ることができるでしょう。

　ところで、なぜナイチンゲールは、住居の健康を『看護覚え書』の第2章に位置づけたのでしょうか？　私(筆者)はこんなふうに考えています。

　ナイチンゲールは第1章で、看護の第一原則を、病人の吸い込んでいる空気の質を確保することだと述べていますが、健康を守る女性たちに向け、家や部屋の空気と水の質に意識を向け、家族が病気にならない生活をしてほしいと願って第2章を書いたのではないでしょうか。

◆ 健康な住居は人々の健康を守る

　ナイチンゲールはこの章の冒頭付近で、建築構造に欠陥のある病院が入院患者

を害すると同じように、〈建築構造に欠陥のある住居は健康な人間を害する。家のなかの空気の沈滞が保証つきとなると、その当然の結果として、病気の発生もまた保証つきとなる〉[2]と述べています。ナイチンゲールは、**清浄な空気を取り入れるための住居の構造にまで目を向けていた**のです。

　以前私（筆者）は、ナイチンゲールについてインターネットで検索していたとき、ある建築家がこの章から引用し、水と空気の質にこだわることの重要性を説明しているのを見つけたことがあります。ナイチンゲールは、〈建築業者たちが家を建てる目的は、あくまで投資する資金に対して最大の利潤をあげるところにあって、居住者の医療費を安くするところにはない〉[3]と言っていますが、さすがに現代ではそういうわけにもいかないようです。〈もし、居住者たちがもっと賢くなって、非健康的な構造の住居に住むことを拒むようにでもなれば、～中略～儲けに聡い建築業者たちは、たちまち正気にもどるであろう〉[4]とナイチンゲールは述べていますが、シックハウス症候群などが問題になり、人々が住宅をとらえる意識も変わってきたといえるでしょう。まさにナイチンゲールの言うとおりですね。

　大切なのは、家屋の構造だけではありません。ナイチンゲールは、〈何年も張り換えない古い壁紙、汚れた敷物、清掃されない家具、これらは地下室に馬糞の山を置くと同じくらい、空気を不潔にする立派な原因となる〉[5]と述べています。

　実は私（筆者）も、これを書きながら自分の研究室の書棚の上のほこりが気になっています。ほこりの成分の7割は有機物といわれます。有機物は細菌やダニの大好物ですので、部屋の中にほこりが多いと、細菌はほこりに付着し、ほこりを栄養源として生き延びることができます。また、現代の高断熱・高気密化された家屋では様々な汚染物質が室内に滞留し、結露などによってカビやダニが発生しやすくなっています。これが前述のシックハウス症候群の一因といわれています。**住居の空気を清浄に保つことは、現代に生きる私たちの課題でもあるのです**。

◆ 健康を守るための考え方

　ナイチンゲールはこの章で何度となく、観察したことに対し、なぜそのような結果になったのか（原因）を考える際の思考について述べています。たくさんの例をあげ、病気になった人々とその原因を論理立てて説明しています。

　たとえば、〈たいそう立派な邸宅の住人が最悪の病院におけると同じくらい酷い

病院敗血症にかかった例を、いくつか知っている。しかもその原因は共通しており、ほかでもない不潔な空気なのであった。～中略～ここの住人たちはこう《考えて》いた、すなわち～中略～「今年はいろいろなことが起こって、家にはいつも病人がいる」などと考えたのである。これは人びとが好んで使う思考の型（タイプ）である。このような思考法では、～中略～その原因を明らかにすることにならないばかりか、原因を考えることすべてを抑えつけてしまうことになる〉6)と言っています。また、若い貴婦人と兵士という、生活スタイルがまったく異なりそうな両者の日常を観察し比較して、実はともに汚れた空気のなかで過ごしており、ともに肺結核にかかりやすい、とも言っています。このように、**状況を観察し、比較することで、原因を明らかにしていく思考の大切さ**を説明しています。

　ほかにも、食事を摂らないという「流行」を追うばかりに栄養が不足し、肺結核にかかりやすくなる若い貴婦人の例などもあげられていますが、これは現代の皆さんにも当てはまりそうです。ナイチンゲールの言葉を解釈し、自分の日常を振り返ってみてはいかがでしょうか。

◆ 住居の健康を守るための法則

　この章の結びでナイチンゲールは、〈住居の健康を保持するためのこの法則～中略～を信じかつ守ってみれば、いずれにせよ、あなたの子供が病気にかからずにすむ可能性も大きくなる、とは思わないであろうか〉7)と述べています。読む人々が納得できるようにと、健康の法則を根拠づける様々な事実やデータをあげたのでしょう。

　さて、皆さんの家の空気、水、排水、清潔、陽光の具合はどうでしょうか？　今度の休日には、家中の掃除と点検をしてみてもいいかもしれませんね。

　ちなみに、現在の病院や学校等の公共の場の空気の質については、厚生労働省が基準（室内空気室の指針値）を設けています。これについては基礎看護技術で学びますが、ナイチンゲールの思想と合わせて考えると理解が深まるはずです。

引用文献　　『看護覚え書（改訳第7版）』該当ページ数・文節番号
1) p.43・1　2) p.44・2　3) p.44・2　4) p.44・2　5) p.47・8　6) p.50・13　7) p.63・50

第2章 住居の健康

振り返りワーク

Q1 ナイチンゲールが示した、住居の健康を守るための5つの基本的な要点をすべてあげてください。

答え　　　／　　　　／　　　　／　　　　／

Q2 次の文章は、p.40で紹介した「第2章 住居の健康」からの引用に続く一節です。空欄にあてはまる適切な言葉を、ナイチンゲールの思想を踏まえて推測し、答えてください。

> これら※のどれを欠いても住居が〔　　〕的であるはずがない。そして、これらに不備や不足があれば、それに比例して、住居は不衛生となる。
> ※「住居の健康を守るための5つの基本的な要点」を指しています。

答え

Q3 ナイチンゲールの次の言葉を、わかりやすく言い直してください。

> 家のなかの空気の沈滞（よどみ）が保証つきとなると、その当然の結果として、病気の発生もまた保証つきとなる。

答え

▶答えはp.124

第3章
小管理
Petty Management

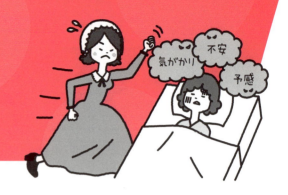

date　年　月　日

> およそ患者にとって気がかり、半信半疑、時間待ち、予感、不意打ちへの不安などによって生じる心身の消耗は、ほかのどんな消耗よりもはるかに有害なのである。[1)]
>
> *Apprehension, uncertainty, waiting, expectation, fear of surprise, do a patient more harm than any exertion.*

◆ 患者さんの心身の消耗

　皆さんは、病院で見かける患者さんの気持ちを想像したことがあるでしょうか。患者さんたちはどんな気持ちでいると思いますか？

　たとえば、説明が不十分なまま治療を受けている患者さんの心の中には、半信半疑の気持ちがあるのではないでしょうか。また、突然に検査が必要だと言われた患者さんは、思いがけないことを告げられ不安な思いでいることでしょう。

　ナイチンゲールは、こうした気がかりや半信半疑、時間待ち、予感、不意打ちへの不安などによる**心身の消耗（いわばストレス）は、患者さんにとって何よりも有害**だと言っています。

◆ ストレスは敵

　ストレスと病気の関係について、自律神経が影響しているという免疫学者の安保徹氏の論をもとに考えてみましょう。

自律神経は私たちの意思とは無関係に、生きていくのに必要な体内の調整をしてくれています。自律神経には、交感神経と副交感神経という2つの系統があり、これらは血管に巻きつくようにして全身に張り巡らされています。

　悩んだり、心配したり、イライラしたり、怒ったりするとき、交感神経は緊張状態にあり、心臓が速く動いたり、血管が収縮したり、血圧が上がったりします。通常は、そのうち副交感神経が働くことでバランスがとれ、元の状態に戻ります。しかし弱いストレスでも長く続くと、副交感神経がうまく働かず元に戻らなくなることがあります。

　『看護覚え書』の序章にあるとおり、病気とは回復過程であり、体が元の状態に戻ろうと副交感神経を働かせている状態です。でも、入院などで慣れない環境におかれるとストレスがかかって交感神経が緊張します。さらに、前述のような**心身の消耗を重ねれば、交感神経の緊張は長引く**ことになります。

　交感神経が緊張すると、血管が収縮し全身の循環血液量が減ることで体温が下がります。体温が下がれば免疫機能が低下し、治癒力が弱まります。ナイチンゲールは心身の消耗を「敵」と述べていますが、まさにそのとおりです。

◆ 病人についての第一原則

　さて、ナイチンゲールは〈病人が《病気とどう向かい合っているか》ということと、看護師が病人を《どう看護するか》ということとは、確かに本質的な補完関係にある。この両者の一方は、他方を欠いては完全ではありえない〉[2]と言っています。つまり私たちは、**患者さんが病気とどのように向かい合っているかを知ることで、どう看護すればよいかがわかる**のです。これは、個別性をとらえることの大切さを述べているといえるでしょう。

　ここで忘れてはならないのは、**医療者の配慮に欠けた行為が、患者さんの心身の消耗の原因になることがある**ということです。冒頭の例でいえば、治療の説明がきちんとされていれば、患者さんは半信半疑にならないでしょうし、前もって検査の予定を知らせておけば、不意打ちからくる不安など抱かずにすむはずです。医療者が患者さんの「敵」になっては、元も子もないですよね。

　さらにナイチンゲールは、〈ともかくも「できるだけはやく患者を敵から解放すること」、これは病人についての第一原則である〉[3]と述べています。これは身体

面・精神面ともにいえることで、たとえば身体的な手術において所要時間が短いほど危険率が低いように、精神的な手術（つまり精神的に重篤な状態に対する援助）も〈受ける手術の手ぎわの良さ—これはけっして《あわて急ぐ》ことではない—に全面的に左右される〉[4]のです。そして、この章のタイトルでもある「小管理」はそのために必要なものだといえます。

でも「小管理」といっても、皆さんはあまりイメージがわかないかもしれません。いったいどういうことだと思いますか？

◆ 小管理とは

看護師には、患者のよりよい状態を常に保つことが求められます。でも、同じ人がずっと看護し続けることなど不可能です。では、どうすればよいのでしょうか？ それには、〈自分がこれ以上留守にしないためにはどんな対策を講じればよいか《ではなく》〜中略〜自分の留守の間に発生しうる不都合な事態に対して、あらかじめどのような対策を講じておけばよいか〉[5]と考えることが大切であり、自分がその場にいようといまいと物事がいつも整然と運ばれるように手はずを整えておきさえすれば、患者はもうまったく心配する必要がなくなるのです。

つまり、患者さんを「敵」から守り、よりよい状態に導くために、**あなたがそこにいるとき自分がすることを、あなたがそこにいないときにも行なわれるよう管理する**ことを、ナイチンゲールは「小管理」だと言っているのです。

これは看護師長など、複数の看護師をまとめる立場にある管理者に求められる能力のように思えるかもしれません。しかしほかにも、たとえば在宅介護の場では、主たる介護者である人がたまに外出して息抜きができるように、ほかの家族に介護を任せる日があったり、社会資源を活用するなど、これも小管理といえるでしょう。

小管理のイメージができたでしょうか？

引用文献　『看護覚え書（改訳第7版）』該当ページ数・文節番号
1) p.69・17　2) p.79・41　3) p.69・17　4) p.69・18　5) p.74・28

第3章 小管理

振り返りワーク

Q1 次のうち、交感神経が緊張状態にあるものを2つ選んでください。

1. 食事を終えてウトウトしている
2. 寝る前にベッドに入って本を読んでいる
3. 休日に自宅でのんびりテレビを見ている
4. 大事な発表を控えてドキドキしている
5. 遅刻しそうで全速力で走っている

答え　　／

Q2 ナイチンゲールの考えに基づいて「小管理」の意味を解釈したとき、最も適切なものはどれですか。

1. 患者さんを心身の消耗から守り、よりよい状態に導くこと
2. 患者さんが病気とどう向かい合っているかを知り、どう看護するか考えること
3. 自分が不在のときでも、患者さんに必要なケアが十分に行われるよう配慮すること
4. 検査や治療に臨む患者さんの不安な気持ちを想像すること
5. 自分が看護師長になって病棟を管理すること

答え

Q3 p.44〜46には、看護を実践するうえで大切なキーワードが登場しています。それは「患者さんの○○○を尊重した看護」などと用いられる言葉で、患者さんの身体的側面はもちろん、心理的側面、社会的側面からも、その人の背景やおかれた環境まで考えることが、ケアされる患者さんの消耗を最小にする、という意味があります。適切と考えらえる3文字の言葉を抜き出してください。

答え

▶答えはp.124

第4章 物音
Noise

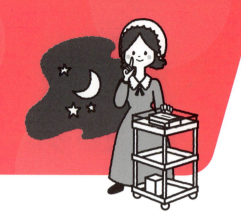

date 年 月 日

> 不必要な物音や、心のなかに何か予感や期待などをかき立てるような物音は、患者に害を与える音である。[1)]
> *Unnecessary noise, or noise that creates an expectation in the mind, is that which hurts a patient.*
>
> 寝入りばなの患者を絶対に起こさないこと。[2)]
> *Never let a patient be waked out of his first sleep.*

◆ 物音が与える影響

　この章では、患者さんが耳にする音が体と心に及ぼす影響について考えてみましょう。私（筆者）は患者さんの夜間の睡眠を妨げる音について、看護師さんたちと研究したことがあります。その研究は、夜間の病棟で定期的に音の測定をするというものでした。

　病室の夜間の騒音基準は、環境基本法第16条第1項の規定に基づく環境省の告示により40dB（デシベル）以下と決められています。しかし、いびきやわめき声、トイレを使用する音ですら、この基準を超えていました。また、ナースコールや巡回の足音、ワゴンのきしみが意外と大きな音であることにも気がつきました。

　この研究では、夜間の気になる音について患者さんからアンケートもとりました。すると、その結果は救急車の音が断トツで1位でした。皆さん一様に急病や事故に遭った患者さんをイメージすると言い、この音で目が覚めると眠れなくなるという声も少なくありませんでした。看護師さんたちはさっそくこのデータを踏まえ、病院の近くでは音を出さないようにと消防署にお願いしていました。

ナイチンゲールは、〈その睡眠によって、たぶん痛みや興奮は治まるか和らぐかするであろう。反対に、睡眠がとれないばあいは、痛みや興奮はすさまじい勢いで強まってくることになる。これが、睡眠が何よりも重要であることの理由である〉[3]と述べています。睡眠中は副交感神経が優位に働いて成長ホルモンを分泌し、傷ついた細胞を修復して治癒過程を促進します。また、体を休め、エネルギーを蓄えるときでもあります。それが突然の音などで目が覚めると、交感神経が緊張し、音が消えた後もしばらく眠れなくなってしまいます。**睡眠は健康を守る基本的な法則の一つ**ですが、それが不快な音によって妨げられてしまうのです。

◆ 好かれる看護師とは

　ナイチンゲールは、患者が看護師に対する好き嫌いを判定する基準をこんなふうに述べています。〈病人が、なぜその相手によって好感を抱いたり嫌悪を感じたりするのか、その不可思議についてはいろいろの学説もあろうが、そのほとんどは結局、その相手が、以上に指摘したようなもろもろの点に配慮するかしないかに帰するであろう。〉[4]ここにある「以上に指摘したもろもろの点」ですが、『看護覚え書』にいくつか例があがっています。気になりますよね。この章は「物音」について述べていますから、患者さんを煩わせる音に関連する事項だと想像されるでしょう。ぜひ、原典を読んでチェックしてみてください。

　私の周りの身近な例をあげると、ある学生が患者さんに受け持ちを拒否されたことがありました。実はその学生は、大きめの音を立てて歩く癖があったのです。その学生はわざと音を立てようとしていたわけでないのですが、具合の悪い患者さんにとっては不快な音だったのでしょう。

　患者さんに受け入れてもらうためには、自分の行動がどのように映っているか、患者さんの立場になって振り返る必要がありますね。

◆ インフォームドコンセント

　ナイチンゲールは、この章のなかで話し声についても述べています。患者さんに聞こえないようにと病室の外でコソコソ話すことが、かえって患者さんの心身

を乱すことになると述べ、同時に、〈どんな患者も、充分に納得できるよう説明を受けさえすれば、たんなる忍耐心というのではなく、もっと力強い平静心が湧いてきて、それによって手術の確実性を信じ、また手術の苦痛に耐える力も出てくるものなのである〉[5]と言っています。

患者さんの周囲でコソコソ話しているようでは、第3章の「小管理」で触れた、気がかり、半信半疑などによる心身の消耗を招く状況をつくってしまいます。ナイチンゲールはそれをやめるように言っているのですが、インフォームドコンセント（informed consent；「説明と同意」。医療者による十分な説明と、患者の理解のうえでの同意、という意味）の大切さを述べているともいえますね。

患者さんに病名や病状を隠さず、十分に納得できる説明をすることで、病に立ち向かう力を引き出すことを「プレパレーション（preparation；準備の意味）」といい、特に小児に対して多く実践されており、その効果が注目されています。

◆ 音楽が病人に及ぼす影響

この章の最後でナイチンゲールは、**患者にとって音楽がよい効用を発揮する**ということも述べています。今では、興奮を抑えたり、反対に気持ちを高めたりする音楽の効用が科学的に明らかになり、音楽療法があちこちの施設で行われています。イライラを解消する音楽、悲しいときに聴く音楽など、様々な心の状況に合わせた音楽もあります。今のようにCDがあるわけでも、音楽データをダウンロードできるわけでもなく、実際に楽器を奏でなければ音楽が聴けなかった時代に、ナイチンゲールはすでに音楽の効果を発見していたことにも驚きますよね。

ナイチンゲールは、健康人にとっての音楽の効用と、病人にとっての効用の違いも述べています。この章の結びでもあるその言葉を紹介しておきましょう。

〈音楽は、《活力に充ちている》健康人に対しては、巧まずして、その活力溢れる生命の悦びを呼び起こし、《活力のあるはずのない》病人に対しては、悦びをもたらし、また自分の無力に対する神経の苛立ちをぬぐい去ってくれる。〉[6]

引用文献 『看護覚え書（改訳第7版）』該当ページ数・文節番号
1) p.81・1　2) p.82・3　3) p.82・3　4) p.86・12　5) p.84・5　6) p.103・53

第4章 物音

振り返りワーク

Q1 ナイチンゲールは睡眠が何よりも重要だと言っていますが、その理由となる睡眠の効果についてまとめた次の文章の空欄を埋めてください。

> 睡眠中は副交感神経が優位に働き、成長ホルモンの分泌が促されることで傷ついた細胞の〔 ① 〕が促進され、また体を休めることで〔 ② 〕が蓄えられる。

答え①

答え②

Q2 大きな足音やコソコソ話の声など、患者さんにとって不必要と思われる物音を立てるべきではない理由を簡潔にまとめて答えてください。

答え

Q3 現代ではその効用が科学的に証明され、治療にも広く用いられているもので、ナイチンゲールは当時から患者にとってよい効用を発揮すると考えていたものは何でしょうか。

答え

▶答えはp.124

第5章 変化
Variety

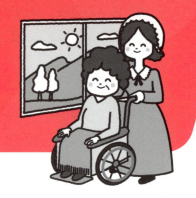

date　年　月　日

> 変化は回復をもたらす一つの手段。[1)]
> Variety a means of recovery.
>
> 病人の想いに変化をもたせるように援助する。[2)]
> Help the sick to vary their thoughts.

◆ 変化が心身に及ぼす影響

　皆さんは、疲れたときや悲しいとき、苦しいときに、美しい花、美しい写真や絵を見ることで元気になったり、疲れがとれたり、くよくよしていたことが吹き飛んでしまったような経験はありませんか？　これは、たまたまそうなった、というわけではないのです。上手な気分転換ができた結果でしょう。ナイチンゲールは気分転換が心に及ぼす影響について次のように述べています。

　〈もう一歩考え進んでほしいと思う。あなた方だっていろいろな心配ごとに悶々とすることもあろう。ところが健康人であるあなた方には〜中略〜いろいろな気晴らしが、その気になれば毎日でもできる。あなた方は気づいていないであろうが、それによって、あなた方の心の悩みはどれほど軽減されていることだろう。〉[3)]

　心の悩みの解消には気晴らしが重要だということがわかりますね。では、入院している患者さん、特に動くことができなかったり、体動制限のある患者さんの場合はどうでしょうか？

　ナイチンゲールは、〈変化をもてない病人のばあい、心の悩みはますます募り、病室の壁面にまで心配ごとが掲げられているように見え、ベッドの周囲に心配ご

との亡霊が彷徨うのを感じ、そうして、変化という救いの手がさしのべられないかぎり、つきまとって離れぬ想念から逃れることは不可能となっている〉[4]と、変化をもてないと、身体的苦痛に加えて精神的苦痛も増幅していくことを述べています。

　そういえば、私（筆者）は子どもの頃、入院して毎日点滴を受けていた経験があります。点滴の間じゅう、私は天井のシミや穴を数えて時間を過ごしましたが、そのつらかったことといったらありませんでした。そんなときに友人がお見舞いに来てくれたり、本を持ってきてくれたことは、どれほどうれしかったことでしょう。代わりばえのない日々を過ごす私にもたらされた変化だったのです。

◆ 単純な環境は毒になる

　ところで、単調な景色を眺め続けることは、人間の体と精神にどのような影響を及ぼすのでしょうか。

　単調な視野が脳細胞に与える影響について、以前とあるテレビ番組で紹介されているのを見たことがあります。そこでは、刺激のない状況におかれた神経細胞がどんどん退化していく様子がとらえられていました。変化のない単調な生活は神経細胞を退化させ、精神面だけでなく、身体面にもダメージを与えることが科学的に証明されたのです。

　単調な状況におかれ、精神的な苦痛を感じている患者さんへのケアについてナイチンゲールは、〈書物とか会話に熱中できて、お腹の底から笑ったほうが、はるかに簡単に、この辛い苦悩から逃れられるのである。あるいは、笑うだけの体力もないばあいもあろうが、そのとき患者に必要なものは、自然が与えてくれるあの感銘なのである〉[5]と述べています。

　私の入院体験もそうだったように、じっとしているよりも**何か熱中できるもの、心が晴れるものがあったほうが回復の助けになり**、そのような気分にさえなれないときには、窓を開けて外の空気や陽光を浴びたり、外の景色を見ることが、「感銘」という変化になるのです。

◆ 患者さんにとっては実習も変化の一つ

　以前、こんなことがありました。ある学生が実習で、脳血管障害で入院した患者さんを受け持つことになりました。当初、患者さんは昼と夜を取り違え、日中は寝てばかりいました。それでも学生は、毎朝「おはようございます」とあいさつし、患者さんに話しかけながら清拭や食事介助を行いました。そんなふうにして2～3日が経ち、患者さんを車椅子で外が見える窓辺につれて行ったときのことです。

　外の景色を目にした患者さんの表情がはっきりとし、一生懸命に外を指差して何か言おうとするのです。言葉ははっきりしませんでしたが、患者さんの自宅が見えたようです。患者さんは大変喜んでくれました。

　それ以来、学生は患者さんを毎日散歩に誘いました。すると日が経つにつれ、昼夜のリズムが整い、ほとんど食欲もなかったのが少しずつ食事を摂れるようになりました。実習が終わる頃には、ずいぶんしっかり座れるようにまでなったのです。これは学生が患者さんの単調な生活に変化を引き起こし、その変化が患者さんの心に変化をもたらした一例です。皆さんも、これからこのような体験をする日がきっとあるでしょう。

　外からもたらされる変化についてナイチンゲールは、〈どういう経路で物の形状（かたち）や色彩や明るさなどの影響が身体にまで及ぶのか、その作用機序はほとんど知られていない。しかし私たちは、現実にそれらが身体的効果を持つことを知っているのである〉[6]と述べています。

　皆さんが実習に訪れることは、単調になりがちな入院生活のなかで、患者さんにとっての変化にあたります。 そのなかで、さきほどの学生のように、効果的な変化を患者さんにもたらすことができれば、皆さんの行為は患者さんにとって看護であったといえるのです。それはけっして偶然の出来事ではなく、あなたがつくり出したものです。

　あなたが受け持つことが、その患者さんにとってよい変化に結びつくといいですね。

引用文献　『看護覚え書（改訳第7版）』該当ページ数・文節番号
1) p.104・1　2) p.108・14　3) p.107・11　4) p.107・11　5) p.107・12　6) p.105・7

第5章 変化

振り返りワーク

Q1 次のうち、気晴らしによる変化がもたらす影響に関して、ナイチンゲールの考えに最も合致するものを選んでください。

1. 体が健康であれば、気晴らしは必要ない。
2. 精神的な苦痛がある患者では、気晴らしの効果は期待できない。
3. 変化がもたらされないと、患者の精神的苦痛を軽減することは難しい。
4. 気晴らしによる変化がないと、亡霊がまとわりつく。

答え

Q2 気分転換に笑う体力すらない患者に変化をもたらすのに必要なもので、ナイチンゲールの言う「自然が与えてくれるあの感銘」とはどのようなことですか。

答え

Q3 入院生活を送る患者にとっての変化についてまとめた以下の文章について、空欄にあてはまる適切な言葉を答えてください。

> 単調になりがちな入院生活において、患者にとってよい刺激は、心の〔 ① 〕を促し〔 ② 〕の助けとなる。たとえば、一日の大半をベッド上で過ごしている患者にとっては、ベッドから起き上がってみたり、病室から出てみたり、窓の外の景色を見ることがよい刺激となる可能性がある。

答え①

答え②

▶答えはp.124

食 事
Taking Food

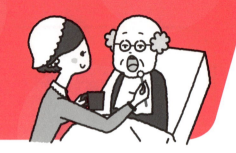

date　年　月　日

> 生命は往々にして食事時刻の数分のずれに左右される。[1]
> Life often hangs upon minutes in taking food.

◆ 栄養管理に果たす看護師の役割

　現在、多くの病院でNSTという医療チームが活躍しています。NSTとはnutrition support teamの略で、「栄養サポートチーム」という意味です。患者さんの栄養状態や栄養摂取機能の改善を図り、早期に退院できるようにするための、医師、看護師、薬剤師、管理栄養士、理学療法士、作業療法士、臨床検査技師、言語聴覚士らからなるチームです。

　ひと昔前は、栄養状態が悪く、改善のための管理が必要な患者さんには、中心静脈栄養（口から食事を摂る代わりに、中心静脈と呼ばれる心臓の近くにある太い静脈に管を通して、そこから栄養液を直接注入する方法）で高エネルギー輸液（高カロリーの栄養液を注入して食事が摂れない分のカロリーを補う）がなされるのが一般的で、口から摂る栄養はさほど注目されていませんでした。ところが、点滴よりも口から栄養補給するほうが吸収がよく、患者さんのQOL（quality of life；生活の質）が向上し、治癒力も高まることが明らかになったことを受け、患者さんが口から栄養補給できることを目指し、NSTが活躍するようになったのです。

　ナイチンゲールは、〈私は看護師に、患者の食事についての思考の基準を持ちなさいと言いたい。それは、患者の昨日までの摂取量を思い出し、今日の必要摂取量を考えるということである〉[2]と言っています。

NSTの取り組みにおいて看護師は、入院と同時に患者さんの栄養状態をアセスメントし、NST導入が必要かどうかを判断したり、NST導入となれば患者さんの栄養状態の観察結果を報告するという役割を担っています。これは、常に患者さんのそばにいる看護師だからこそできることであり、**患者さんの栄養管理における看護師の役割はますます重要になっている**といえます。

◆ 食事介助の注意事項

　ナイチンゲールは、食事介助における「例外なしの絶対原則」として、①〈食事介助の必要な患者でも、介助しながら話しかけたり話させたりしないこと〉[3)]、②〈療養中も仕事を強いられている病人のばあいは、食事中に仕事を持ち込んだり話しかけたりしないこと〉[4)]、③〈食事中に心急（せ）く想いをさせたりなどしないこと〉[4)]と記述しています。これはなぜだと思いますか？

　教科書にはよく、"誤嚥に注意"と書いてあります。まさにこの①〜③が誤嚥を予防するための原則です。みなさんも、急いで食事をしたときにむせたりしませんか？　特に高齢の患者さんでは要注意です。患者さんが食べ物を口に入れ、飲み込んでから声をかけてくださいね。ある学生が実習中に、声をかけるタイミングが悪く、返事をした患者さんがむせてしまい、せっかくの食事介助を台なしにしてしまったことがありました。皆さんはそんなことがないようにしてくださいね。

◆ 食事は患者の生命力を引き出す

　私（筆者）の実習指導時の体験をご紹介しましょう。ある学生が受け持つことになった患者さんはとても痩（や）せていました。受け持った当初は治療の副作用で食事がまったく食べられず、舌には舌苔（ぜったい）がビッシリとついていました。学生は指導の看護師さんと一緒に、患者さんの舌苔を取り除くケアを行いました。すると、患者さんは少しずつ食事が摂れるようになり、また食事ができるようになると舌苔はすっかりなくなったのです。さらに患者さんは、食べ物の味がわかるようになったと言い、「おいしい、おいしい」と全量食べられるようになったのです。学生も私も本当にびっくりしました。そればかりか、食事が全量摂取できるようになる

と、患者さんは話し声も大きくしっかりとし、歩く距離も少しずつ伸びていきました。ついには、家に帰りたいという患者さんの希望を叶えられるまでになったのです。

　NSTに限らず、看護師にはこのように、口腔内を清潔に保って唾液が十分出るようにしたり、飲み込めるように嚥下訓練を行うなど、食物を取り込む口腔や嚥下状態の観察・管理をする役割があります。また、食べる量や消化・吸収がきちんとされているかどうかなどの観察も重要な役割です。

引用文献　　『看護覚え書（改訳第7版）』該当ページ数・文節番号
1）p.113・5　2）p.118・18　3）p.116・13　4）p.117・14

第6章 食事

振り返りワーク

Q1 p.56〜58の本文中に登場した次の言葉の意味を簡潔にまとめてください。意味がよくわからない場合は調べてまとめましょう。

①QOL　②舌苔　③嚥下

```
答え①
　　②
　　③
```

Q2 ナイチンゲールが示した食事介助の「例外なしの絶対原則」3つをあげてください。

```
答え①
　　②
　　③
```

Q3 厚生労働省が定める「日本人の食事摂取基準（2015年版）」によると、18〜49歳の男女の1日の推定エネルギー必要量はどのくらいでしょうか。適切なものを選んでください。

1．男性1300〜2050kcal／女性650〜1300kcal
2．男性2300〜3050kcal／女性1650〜2300kcal
3．男性3300〜4050kcal／女性2650〜3300kcal
4．男性4300〜5050kcal／女性3650〜4300kcal

答え

▶答えはp.124

第7章 食物の選択
What Food?

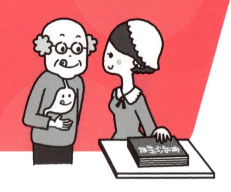

date　年　月　日

> 看護師の任務のなかでも他に比較できないほど重要な任務は、患者の呼吸する空気に注意を払うことに次いで、患者の食物の影響を注意深く観察して、それを医師に報告することなのである。[1]
>
> *the most important office of the nurse, after she has taken care of the patient's air, is to take care to observe the effect of his food, and report it to the medical attendant*

◆ 患者さんに合った食物の選択

　ナイチンゲールは特殊な病気の患者さんが、治療食には含まれないある種の食物を欲しがる例をあげ、〈このばあいは、病人の胃のほうが正しくて医学書のほうが間違っているのである〉[2]、つまり患者の体が必要としているのだと述べています。

　また、〈化学という学問は目下のところ、こと病人食に関しては、ほとんど何の知見をももたらしてはいない〉[3]とし、食事とは化学的に得られた食品の成分などに従うのではなく、〈患者に何を食べさせるかを決める立場のひとの職務とは、あくまでも患者の胃の意見に耳を傾けることであって「食品分析表」を読むことなどではない〉[4]とも言っています。ナイチンゲールの言うとおり、〈あたかも薬でも調合するように、生きた人間の身体をつくり替えることなどできない〉[5]のであり、**個々の患者さんの食事の介助をしながら観察**し、食物の選択や調理方法を管理栄養士らと相談し、**おいしく食事ができるように工夫するのが看護師**なのです。

◆ バランスのよい食事を

　ナイチンゲールは、体によくても同じ食品ばかりを過剰にとると害を及ぼすこともあるとも述べています。やはり食事はバランスが大切だということでしょう。乳製品、パン、紅茶など、口から入る食物が人間の体にどのような影響を及ぼしているのかについて、『看護覚え書』ではナイチンゲールの観察力が遺憾なく発揮された記述に触れることができます。ぜひ読んでみてほしいと思います。

　さて、ナイチンゲールは、**日々の患者さんの状況を観察し、栄養の不足や欠乏を判断し、それを補う創意工夫をするという能力が看護師に必要とされる**ことを述べています。ではこの能力は、どのようにして身につけられると思いますか？

　その方法の一つとして、私は皆さん自身の毎日の食事バランスをチェックし、体調も観察して記録することをお勧めします。実は私も、学生時代に毎日の食事と体調の記録日記をつけることが課題として出されたことがありました。これについては第13章でもまた触れますが、この課題をしばらく続けたところ、目の前の食物のグラム数とカロリー数が目測でわかるようになったのです。これができるようになると、患者さんにとって必要な量を見分け、適切な食事を摂ることができているかどうかの観察もしっかりできるようになるはずです。

　看護師にとって、自分自身の健康の管理も大切です。そのために皆さんも、毎日の食事バランスのチェックと体調の記録を始めてみてはどうでしょうか？

◆ 患者さんの体調と食事の関係；患者さんの消化力を読み取る

　ナイチンゲールは、〈最良の食物は、体内に入るとただちに消化吸収される食物で、しかも消化力にかかる負担が最小のものであろうと思われる〉[6]と記述しています。また、〈看護師が食事抜きで看護に集中しなければならないようなとき〉[6]、〈続けて数晩も徹夜するなど、激しい労働を経験した〉[7]人は一杯の熱い紅茶を欲すること、〈激しい肉体労働と〜中略〜頭脳労働とを、みごとに両立させている〉[8]優れた女性は高価な紅茶を好むとし、さらに〈1日1オンスのコーヒーには、身体組織の消耗を四分の一減少させる作用がある〉[9]という論文を引用して、飲食物の効果について説明しています。だからといって飲みすぎは逆効果になるとも記しています。

現在、食事指導は、看護師の行う患者の療養指導の重要な一部となっています。みなさんは、患者さんが何をどのように食べれば（どのような食品を選択すれば）健康が維持できるか、病気が再発しないかを指導するようになるでしょう。そのとき、患者さんの消化能力を読みとって適切な食物を選択できるよう支援するために、食物の成分、栄養価、食物の効用についても学んでおいてくださいね。

引用文献　　『看護覚え書（改訳第7版）』該当ページ数・文節番号
1) p.129・14　2) p.123・2原註　3) p.126・10　4) p.128・13　5) p.124・4　6) p.131・17
7) p.131・18　8) p.132・22　9) p.132・20

第7章 食物の選択

振り返りワーク

Q1 看護師の任務に関するナイチンゲールの考えについて、次の文中の空欄にあてはまる適切な言葉を答えてください。

> 看護師の任務のなかで、他に比較できないほど重要な任務は、患者の呼吸する空気に注意を払うことに次いで、〔　　　　　　　　　　〕なのである。

答え

Q2 あなたが疲れ切ったときに食べたいものは何ですか。またそれはなぜでしょうか。自由に答えてください。

答え
〈理由〉

Q3 消化器（たとえば胃）を手術した患者さんが、はじめて食べるものは何ですか。また、その理由は何でしょうか。

答え
〈理由〉

▶答えはp.125

第8章
ベッドと寝具類
Bed and Bedding

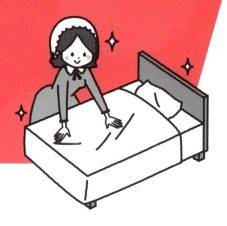

date　年　月　日

> 病人にとって睡眠がいかに大切で、その睡眠の確保のためには良いベッドづくりがいかに必要かを考えるならば、自分の職務のいちばん肝要な部分を《他人の手》などに任せられるものではない。[1]
>
> *If you consider the importance of sleep to the sick, the necessity of a well — made bed to procure them sleep, you will not leave this essential part of your functions to **any** one..*

◆ 清潔な寝具

　第8章では、「寝たきりの病人あるいはそれに近い病人の場合」のベッドと寝具類について述べられています。

　ナイチンゲールは、〈健康な成人のばあい、人間は肺と皮膚から二十四時間にすくなくとも三パイント［1.7リットル］の水分を排泄しており、その水分中には、すぐにも腐敗しはじめる有機物がたっぷりと含まれているのである。しかも病人の身体から発するこれらの水分は、その量がいちじるしく増えることが多く、その質も毒性がきわめて強くなる〉[2]と述べています。確かに、寝たきりの患者さんの体位変換などをすると、体の下側になっていた部分がじっとりと湿り、温かくなっていて、カビや細菌の温床になりがちです。

　私（筆者）が、ギプスベッド（脊椎の疾患で手術後の安静保持などの際に使う、体の形に沿ったギプス）を使用していた患者さんの清拭をしたときのことです。患者さんが背中がかゆいと言うので、医師と一緒にギプスベッドをはずしてみると、内側にはカビが繁殖していたのです。また、患者さんの背中の皮膚は発赤し、ただれていました。さぞかゆかったことでしょう。それからは毎日、患者さんの清

拭と、ギプスベッドに敷いたバスタオルの交換に努めました。まさに、〈身体の弱っている患者に、自分の身体から出た排泄物をくり返し再吸収させるための装置に仕立て上げるようなことは、絶対にあってはならない〉3)というナイチンゲールの言葉を実感した体験でした。

これは極端な例かもしれませんが、寝たきりの患者さんのベッドはいずれも同じような状態です。寝たきりでは免疫機能も衰えているので、寝具の清潔を保つことは患者さんを感染から守るうえでも重要な看護のポイントとなるのです。

◆ ベッドの広さと高さ

ナイチンゲールはベッドの幅は3フィート半（約1m）を超えないこととしています。その理由として、患者さんがベッド周囲の物を取れたり動かせたりすること、また、看護師が無理な姿勢にならずに患者さんの身体各部に手が届くからだと言っています。患者さんと看護師の動きをよく見たうえで、効率のよいベッドの大きさにまで触れているナイチンゲールの観察力には脱帽します。

広さだけでなく、ナイチンゲールはベッドの高さについても述べています。高すぎては、周囲から隔絶された感じがしたり、天井が近いために圧迫感を覚えたり、離床時の疲労度が高いために動く回数が少なくなるというのです（それに、ベッドが高すぎると離床時に誤って転倒・転落をしてしまう危険性もあります）。

今ではベッドの上げ下げはスイッチ1つで可能です。皆さんもこれから実習に出た際、作業効率を上げ、かつ皆さん自身の体に負担がかからないように、ベッドを高めにしてケアをすることもあるでしょう。でも、ケアの後にベッドを元の高さに戻すことを忘れないようにしないといけませんね。

◆ 掛け物と枕

掛け物についてナイチンゲールは、〈衰弱した病人たちは、決まって掛け物の重さに痛めつけられており、その重さが安眠を妨害することさえ少なくない〉4)と言っています。

私（筆者）がある呼吸器疾患の患者さんを受け持ったときのことです。胸に水が

たまり、息苦しさから話すこともできませんでした。その患者さんはいつも毛布をかけようとしません。看護師がかけても嫌がって取り払ってしまうのです。そのときふと、別の患者さんがこの毛布は重いと言っていたことを思い出し、ご家族に軽い掛け物を用意してもらいました。それからは、苦痛の表情はなくなったのです。

　このように、**患者さんにとっては掛け物の重ささえ消耗（しょうもう）の原因になることがある**のです。特にターミナル期（終末期）の患者さんともなれば、掛け物の重さ1つで呼吸のしやすさも違ってくるのです。

　また、ナイチンゲールは寝たきりの患者さんに適した枕の当て方として、〈身体（からだ）の重量が胸にかからないようにすること〉5)〈背中を支えて肩が後ろへ落ちこめる余裕（ゆとり）をつくること〉5) としています。つまり、寝たきりの患者さんの枕は、胸部を圧迫せず、気道（きどう）を確保できるように使用されなければならないというわけです。

　さらに、枕を自分で動かせない重症の患者さんは、枕を押し当てることで四肢の重量を軽くすることができるとし、ナイチンゲールはこれを〈ベッドに寝ている患者を楽にするための注意の原則〉6) だとしています。

　患者さんが長時間同一体位でいると褥瘡（じょくそう）（いわゆる「床（とこ）ずれ」）が発生しますので、病棟では患者さんの体にかかる圧を最小限にするよう、安楽枕やタオルを活用しています。皆さんも患者さんの苦痛を取り除く枕の扱いを工夫してみましょう。

◆ 快適な寝床は看護師が整える

　皆さんは「病院機能評価」というものを知っていますか？

　これは日本医療機能評価機構が第三者の立場から病院を評価するもので、質のよい医療を提供しているという客観的な指標になるものです。この評価項目に、「ベッド・マットなどの工夫」というものもあります。ベッドや寝具の清潔を管理するのは看護師の仕事ですから、この項目は看護の質を図るものといえますね。

　快適な寝床の心地よさは皆さんもよくわかるはずです。皆さんよりも長い時間をベッドで過ごす患者さんに、快適なベッドを用意したいですね。

引用文献　『看護覚え書（改訳第7版）』該当ページ数・文節番号
1) p.142・19　2) p.136・6　3) p.137・6　4) p.141・17　5) p.142-143・20　6) p.143・21

第8章 ベッドと寝具類

振り返りワーク

Q1 p.64～66の本文中に登場した次の言葉の意味を簡潔にまとめてください。意味がよくわからない場合は調べてまとめましょう。

①清拭　②発赤　③離床

答え①
　　②
　　③

Q2 寝たきりの患者さんにとって、清潔な寝具が必要である理由を簡潔に答えてください。

答え

Q3 次のうち褥瘡を発生させる要因と考えられるものはどれでしょうか。p.66の15～17行目の文章から推測して選択してください。

1. 頻繁に体位変換を行うこと
2. 患者さんが自力で動けること
3. 長時間にわたり同一部位を圧迫すること
4. 栄養状態が良好であること

答え

▶答えはp.125

陽光
Light

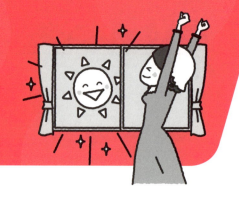

date 　年　月　日

> 陽光は健康にも回復にも不可欠である。[1)]
> *Light essential to both health and recovery.*
>
> 陽光なしでは、人間は、心身ともに退化する。[2)]
> *Without sunlight we degenerate body and mind.*

　陽光は、第2章の「住居の健康」で住居の健康を守るための基本的な要点の一つとして登場しましたが、住居の健康を守るために空気を清浄に保つ条件と考えられます。この章では、ナイチンゲールが、〈たんに光で描く画家であるばかりでなく、物質に働きかけて造りかえる彫刻家でもある〉[3)]と表現する太陽の、生命を動かすパワーについて考えてみましょう。

◆ 陽光が体に及ぼす影響

　さて、陽光が「物質に働きかけて造りかえる」とはどういうことでしょうか？
　陽光は、赤外線、可視光線、紫外線に分けることができます。赤外線は温熱作用に、可視光線は明るさにかかわります。
　紫外線は、細胞の機能を活性化させることで物質交換にかかわるほか、体の生理活動にも様々なかたちでかかわります。まず、体内でのビタミンD生成の働きがあります。日光浴をすると骨が丈夫になり、運動神経もよくなるといわれています。また、ビタミンDには免疫機能を強化する働きもあります。日光浴をするとかぜをひきにくくなる、病気の回復が早まるなどといわれますよね。さらに、

紫外線は強い殺菌力ももっています。これは、紫外線が細菌のDNAにダメージを与えるためです。日光消毒などはこのよい例です。

このように、陽光はまさに物質に働きかけ、物質を造りかえる彫刻家といえます。ただし、過度の紫外線は皮膚がんを招くので、浴び過ぎには注意しなければなりません。生命活動に必要不可欠な陽光も、時にはポイズン（毒）になるのです。

◆ 陽光が心に及ぼす影響

晴れた日には気持ちが明るくなって体も動かしやすいのに、曇りや雨の日となると、気持ちがふさぎがちになるものです。特に太陽が見えず、どんよりした日が続くと、気持ちも体もスッキリしません。しかしその後晴天が続くと、心も体もきうきして新たに生命が始まったようにさえ感じます。北欧のように日光の少ない国々では、冬季にうつ様症状を訴える人が多いことから、このような症状を冬季うつ病と名づけているそうです。原因は、日光が少なくなることで、脳内の神経物質であるセロトニンが不足してくるためだと考えられています。この治療・予防には、朝、早起きして日光浴をするとよいのだそうです。

セロトニン不足は不規則な夜型の生活を送っている人に多いといわれます。現代は、ナイチンゲールの時代とは生活スタイルが大きく変わっていますが、**陽光に当たらない生活を続けていると、心と体の退廃を招く**ことは共通していますね。

◆ 寝室と病室の違い

ところで、寝室と病室はどちらもベッドがあって眠るところですが、両者の違いとは何でしょうか？ 健康な私たちが眠る場合は、ベッドからの眺めは大して重要ではありません。なぜなら、健康な私たちが寝室にお世話になるのは眠るとき、つまり夜の間のみだからです。一方、**患者さんにとって病室は、一日の大半を過ごす場であり、あらゆる日常生活の場でもある**のです。

ナイチンゲールは病室について、〈身を起こしたり寝返ったりしなくともベッドのなかから窓の外が見え、たとえ何も見えるものがないばあいでも、空と陽光だけは見えなくてはならない。私は断言するが、このことは回復への鍵をにぎる第

一条件とまでは言わないまでも、すくなくとも、それにほぼ匹敵するほどの条件である〉[4]と言っています。確かに、陽光が心と体に及ぼす効果を考えると、患者さんの回復を促すには、太陽の恵みをいっぱいに受け、部屋が明るく快適なことが、欠かせない条件であることがわかるでしょう。

◆ 病人は陽光を好む

　寝室と病室のもう一つの大きな違いは、部屋の空気です。寝室では、日中に窓を開けておけば就寝する頃には換気ができていますが、病室で一日の大部分を過ごす患者さんは、そうはいかないことも多いというわけです。

　〈新鮮な空気に次いで病人が求める二番目のものは、陽光をおいてほかにはない〉[5]とナイチンゲールは言っています。一番目に大切なのは換気ですが、かといって、いくら空調が完備されていても、窓のない部屋でなど過ごしたくないというのは、皆さんもうなずけるでしょう。

　そういえば、大部屋に入院する患者さんたちは、たいてい窓際のベッドを希望します。まさに、太陽の恵みと必要なときの換気を要求しているのでしょう。たとえ外の景色は見えなくても、空が見えて陽光が届き、時には窓を開けて換気ができれば、患者さんは心の換気までできた気分になるのではないでしょうか。

　ナイチンゲールは病院建築についても一家言（いっかげん）をもつ人物ですが、彼女が考案した病院の構造は、患者のベッド1つにつき1つの窓があるというものでした。現代の病院建築と比べるとぜいたくな造りですが、これができれば大部屋で窓際のベッドが取り合いになることもないでしょうね。

　ナイチンゲールは、〈病人たちがほとんど例外なく光に顔を向けて横たわっている有様（ありさま）は、ちょっと不思議な光景である。植物が光に向かって伸びるのとそっくりである〉[6]と述べています。実際、壁のほうを向いて過ごしている患者さんが、いったい何人いるでしょうか。皆さんも、実習に行ったら数えてみてください。いえ、数えるまでもありませんね。

引用文献　『看護覚え書（改訳第7版）』該当ページ数・文節番号
1) p.145・1　2) p.148・6　3) p.145・1　4) p.146・2　5) p.145・1　6) p.148・7

第9章 陽光

振り返りワーク

Q1 陽光が心と体に及ぼす影響として、正しいものを選んでください。

1. 体内でビタミンAを生成させ、それによって免疫機能を強化する。
2. セロトニンが不足して、うつのような症状を生じさせる。
3. 骨を丈夫にして運動神経をよくする。
4. 不規則な夜型の生活を送るようにさせる。

答え

Q2 ナイチンゲールが病室について、「回復への鍵をにぎる第一条件に匹敵するほどの条件である」と言い、窓から見えなくてはならないものとしてあげたものは何でしょう。二つ答えてください。

答え　　　　と

Q3 ナイチンゲールが「不思議な光景」と表現した病室の様子を想像して、その様子をイラストで表現してください。

▶答えはp.125

第10章
部屋と壁の清潔
Cleanliness of Rooms and Walls

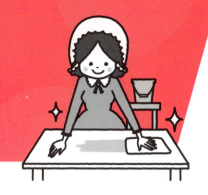

date　年　月　日

> 看護の仕事は、その大きな部分が、清潔の保持ということから成り立っている。[1]
>
> *the greater part of nursing consists in preserving cleanliness*

◆ ほこりは疫病神

　ナイチンゲールはほこりを、新鮮な空気を愛する人々にとっての疫病神だと言っています。そして、この疫病神を追い出すための唯一の方法は、濡れぞうきんであらゆるもののほこりをきれいに拭き取り、よく乾かすことだとしています。

　ところが、当時の掃除はそのようなものではありませんでした。ナイチンゲールは、窓を閉め切ったまま、ほこりをはたくことで「掃除」とする当時の掃除のしかたを、〈いったい何の目的でそんなことをするのか、私にはさっぱりわからない。もしほこりを完全に取り除く気がないのであれば、いっそほこりをそのままそっとしておいたほうが、はるかにましである〉[2]と非難しています。つまり、はたいて目の前のほこりはなくなっても、閉め切った部屋ではまたどこかに降り積もるだけであり、そんなことをするくらいなら、ほこりを舞い立たせないほうがまだよいと言っているのです。

　私（筆者）は毎朝、部屋の隅のほこりを拭き取ってから朝食の準備をします。とはいえ、手の届かない場所となると、年末の大掃除のときに重い腰を上げてとりかかる程度です。1年ぶりに見ると、指で文字が書けるのではないかと思うほどほこりが積もっていてぞっとします。皆さんも同じような経験があるのではないでしょうか？

せめて1年に1回でも、年末の大掃除で家中のほこりを拭き取り、すがすがしい気持ちで新年を迎えようという日本の慣習は、健康に生活するという点で理にかなっているのかもしれませんね。

◆ 空気の清潔には手をかけて

　私が小児科で勤務していたときのことです。(気管支)喘息やアトピー性皮膚炎の子どもたちが多くいました。喘息やアトピーに苦しむ子どもたちにとって、ハウスダストやダニは大敵です。症状が強く現れているときは薬や入院治療で対応しますが、発作が起こらないようにするには、部屋をきれいにすることが一番なので、そうした子どもの親に対しては、たびたび生活環境面の指導を行いました。
　たとえば、ダニのつきにくい布団に替える、掃除は掃除機でなく拭き掃除を徹底する、じゅうたんはやめてフローリングにする、ペットを飼わない、家族がたばこを吸わない、などを指導しました。
　これらはすべて、吸い込む空気を清浄に保つ方法だといえます。ナイチンゲールは部屋の空気をきれいに保つ方法として、〈壁、絨毯、家具類、棚などから、徹底的に有機物とほこりをとり除くことである〉[3]とし、〈清潔でなければ換気の効果は下がるし、換気しなければ完全な清潔は得られない〉[4]と述べていますが、小児科の看護師として私(筆者)たちが指導した内容も、空気を汚す原因を置かず、持ち込まず、徹底的に拭き取ることだったわけです。
　ほこりは人間が動くたびに舞い上がり、再び降り積もります。ですからナイチンゲールの言うとおり、室内の空気は〈手を掛け過ぎるくらいに手を掛けてはじめて清潔に保てる〉[5]ものなのでしょう。

◆ 不潔の発生経路を断つ

　ナイチンゲールは空気の汚染について、〈空気が汚されるのは、ちょうど水が汚染されるのと同じである。水のなかに息を吹き込めば、水は呼気中の動物質によって汚染されるであろう。空気についても同様である。壁や絨毯に動物質の発散物が浸み込んでいるような部屋では、空気は常に汚染されている〉[6]と言ってい

ます。そして、部屋の空気が汚染される経路として、①汚染空気の流入、②室内のほこり、③絨毯から発する不潔な空気、の3つをあげています。①の解決策として、ナイチンゲールは街の衛生改善と煤煙の追放をあげています。これらを解決するには、社会的な取り組みが必要です。

このところ、大気汚染物質としてPM2.5（微小粒子状物質。大気中に浮遊する2.5㎛以下の小さな粒子）が話題になっていますが、現代では、環境を守るための法律・条例が整備されたり、ISO（国際標準化機構）によるISO14001（環境ISO）の認証などによって、汚染空気の改善も進んでいくことが期待できそうです。また、医療施設の空気の質は"医療の質"です。「医療施設における環境感染管理のためのCDCガイドライン」では、病院内の空気を清浄に保つための基準を示しています。

②と③の改善策は、前述のように、壁、絨毯、家具類、棚などから、徹底的に有機物とほこりを取り除くことです。ナイチンゲールは、ほこりが堆積しないように〈家具の上部なども含めて棚などの出っ張り部分を可能なかぎり少なくする〉[7]とよいと言っています。この点については、皆さんが日常的に取り組めることもありそうですね。

たとえば実習などで、前日にしっかり拭いたはずのベッドサイドテーブルや棚などにほこりがたまっているのに気づくことがあるでしょう。このように、ほこりは表に出ている物の上に降り積もるのです。ですから、**皆さんがぞうきんとバケツ、または除菌用ウェットタオルを持って病棟整備をするのも、ただの掃除ではなく、看護の一環なのだ**ということがわかるのではないでしょうか。

ナイチンゲールは、〈健康な人間には不思議な習性があって、自分にとっては「がまん」できる些細な不便が、病人にとっては重い苦悩の種となり、それで死期が早まることはないにせよ、回復を遅らせる原因となることに、まるで思いが及ばない〉[8]と言っています。でも看護師としては、自分は健康でいながら、患者さんが我慢しているようなことがあれば、それに気づき、我慢しなくて済むように援助しなければなりません。

皆さんも患者さんの病室に行ったら、まず室内の空気やほこり、においをチェックする習慣をつけてくださいね。

引用文献　『看護覚え書（改訳第7版）』該当ページ数・文節番号
1) p.149・1　2) p.150・2　3) p.157・33　4) p.157・34　5) p.157・33　6) p.154・25
7) p.155・29　8) p.157・36

第10章 部屋と壁の清潔

振り返りワーク

Q1 ナイチンゲールが非難した、当時の「掃除」とはどのようなものだったか、簡潔にまとめてください。

答え

Q2 ハウスダストがアレルゲンとなるアレルギー疾患の場合、自宅の掃除方法として正しいものを選択してください。

1. 外から不潔な空気が入らないよう窓を閉めて掃除する。
2. 背の高い棚の上など、手の届かないところのほこりは除去しなくてもよい。
3. 毛足の長い絨毯は、ほこりは舞い上がりにくいので特に掃除しなくてもよい。
4. 布類だけでなく壁や床まで拭き掃除をして、ほこりを除去する。

答え

Q3 ナイチンゲールが提示した、部屋の空気が汚染される3つの経路をすべてあげてください。

答え①　　　　②　　　　③

▶答えはp.125

第11章
からだの清潔
Personal Cleanliness

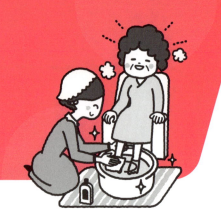

date 年 月 日

> 換気と皮膚の清潔とは等しく重要な看護の基本。[1]
> *Ventilation and skin-cleanliness equally essential.*

◆ 皮膚は換気口

　ここまでみてきた章では、「住居の健康」「物音」「ベッドと寝具類」など、環境を清潔に保つことに目が向けられていました。この章では、体の清潔が健康に及ぼす影響について述べています。ナイチンゲールは、〈換気と皮膚の清潔とは等しく重要な看護の基本〉[1]だと言っていますが、そのことについて一緒に考えてみましょう。

　ナイチンゲールは、〈ほとんどすべての病気のばあい、皮膚の機能は、多かれ少なかれ、不調をきたしている。しかも多くの重篤な疾患のばあい、排泄はほとんど全面的に皮膚を通して行なわれる〉[2]と言っています。

　皮膚の表面には250万〜500万もの皮脂腺や汗腺が開口しています。皮脂腺から排泄されるのは皮脂と細胞の残骸の混合物です。汗腺にはエクリン腺とアポクリン腺がありますが、エクリン腺から出る汗には、塩化ナトリウムを主体として、少量の尿素、尿酸、ビタミンCなどが含まれています。また、アポクリン腺から排泄される汗には、前述の成分に加え、脂肪酸やたんぱく質が含まれています。こうした皮脂や汗を放置しておくと、時間が経つにつれ細菌が繁殖し、においが発生します。

　また、汗腺が皮脂や汚れで塞がれると、詰まった皮脂が酸化します。すると身体防御機能が低下するので、皮膚は発疹や湿疹といった感染による炎症を起こし

ます。また、古い角質(死細胞)は垢となって皮膚表面に蓄積し、これにちりやほこりが付着します。ですから、皮膚に分布する小さな孔も、その排泄物によって塞がれてしまわないよう、絶えず排泄物を除去しておかなければならないのです。

　それに、皮膚からの排泄を妨げるのは、皮脂腺や汗腺の孔を塞ぐ排泄物だけではありません。ナイチンゲールは、〈病人に汗やその他の排泄物が浸み込んだ衣服を着せたままにしておくことは、健康をもたらす自然の過程を妨げて患者に害を加えることになる〉[3]と言っています。確かに、汗でべっとり濡れた寝衣が肌に張りついていれば、排泄物は行き場を失ってしまいます。

　それに、皮膚には排泄作用だけでなく吸収作用もあるのです。それなのに、皮膚上に排泄されたものを放置していては、酸化した排泄物を再び吸収することになってしまいます。

　ナイチンゲールはこのことについて、〈身体にゆっくりと作用する毒物を、病人の口から飲ませているのと同じ結果となる〉[4]と言っています。つまり、体内で不要になったものを排泄することは必要不可欠ですが、排泄されたものを皮膚上から取り除かなければ、皮膚は毒物を吸い続けることになり、回復の遅れや悪化につながるというわけです。まさに、〈換気も皮膚の清潔も、その目的はほとんど同一である。——すなわち、身体から有害物質をできるだけすみやかに取り除くことなのである〉[5]というわけですね。

◆ 皮膚を清潔にするには

　皆さんは手指の皮膚を清潔にするのに、どんな方法で洗いますか？
　ナイチンゲールは手の汚れの落ち具合について、①冷水だけ、②石けんと冷水、③石けんと温湯で洗った場合、最も汚れが落ちるのは③であり、〈ただ湯水で洗ったりスポンジ拭きをするだけでは、皮膚をほんとうに清潔にすることはできない〉[6]と言っています。それどころか、熱湯を注いだコップの上に手を1〜2分間かざしてこするだけでも汚れはかなり落ちるものであり、〈コップ一杯の熱湯と目の粗いタオル一枚とがあれば、あとは擦ることによって〜中略〜すべての道具立てをそろえていながらも擦らないばあいよりも、はるかに身体を清潔に保つことが現実に可能なのである〉[7]とまで言っているのです。つまり皮膚を清潔にするとは、皮膚の汚れと古くなった薄皮(角質)を取り除くことなのですね。

以前、学生が"コップ１杯の熱湯だけで本当に清潔にできるのだろうか"と質問してきたことがあります。私（筆者）も実行したことはないのですが、常に湯の熱さが保てるのであれば、不可能ではない気もします。機会があれば、皆さんもチャレンジしてみてはどうでしょう？

◆ 温浴の効果は清潔だけではない

　私（筆者）は実習指導で、学生の足浴の援助に付き添うことがあります。足を湯につけた瞬間、患者さんの表情は「ホ〜ッ」と和らぎます。私は、足まで「ホ〜ッ」と息をついているように感じ、自分までポカポカしてくるような気になります。

　現代の入浴や足浴、手浴はどちらかといえば、こうしたリラックス効果や、循環血行動態の変化が心身に与える効果を期待して行われます。これらについての研究は盛んで、たとえば、長時間の実施は時に害になることなどもわかっています。

　足浴、手浴などは、比較的簡易な手順なので、学生の皆さんでも自信をもって行えるケアの一つとなるでしょう。でも、それは清潔とリラックスという２つの効果をもつ立派な看護技術です。そう考えると、足浴や手浴の援助を行う日が、ますます楽しみになってきませんか？

引用文献　『看護覚え書（改訳第７版）』該当ページ数・文節番号
1）p.159・2　2）p.159・1　3）p.159・1　4）p.159・1　5）p.160・4　6）p.161・10　7）p.162・10

第11章 からだの清潔

振り返りワーク

Q1 皮膚の清潔保持が重要な理由についてまとめた以下の文章について、空欄にあてはまる適切な言葉を答えてください。

> 皮膚からは皮脂や〔 ① 〕が排泄される。これらを放置しておけば〔 ② 〕が繁殖したり、〔 ③ 〕による炎症を引き起こす危険性がある。また、皮膚には吸収作用もあるため、皮膚上に排泄されたものを放置しておけば、体にとって毒となる排泄物を再び〔 ④ 〕させることになる。

答え①　　　　　　　　　答え②

答え③　　　　　　　　　答え④

Q2 手指を清潔にするための洗い方として、最も適切なものを選択してください。

1. 冷水をかけながら両手の手のひらをこすり合わせる。
2. せっけんを泡立たせて両手でこすり合わせ温湯で洗い流す。
3. 冷水にさっと手をくぐらせて自然乾燥させる。
4. せっけんを使って冷水ですぐに洗い流す。

答え

Q3 入浴や足浴、手浴の効果として、循環血行動態の促進とともに着目されている効果は何ですか？

答え

▶答えはp.125

第12章
おせっかいな励ましと忠告
Chattering Hopes and Advices

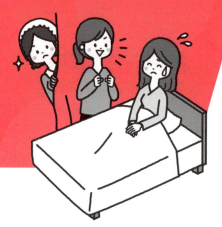

date　年　月　日

> おせっかいな励ましは患者にとっては災いである。1)
> Chattering hopes the bane of the sick.

　PART Ⅰでも触れたように、クリミア戦争後のナイチンゲールは病気がちで、数多くの論文や著書もベッド上で執筆されたといわれています。この章はそんなナイチンゲールが、見舞い客の口にする励ましや忠告に対し苦言を述べています。どのように述べているのか、みていくことにしましょう。

◆ おせっかいな励ましとは

　ナイチンゲールは、見舞いに来る多くの人を観察した結果、〈およそ病人を悩ませ病人に忍耐を強いるものとしては、友人たちから寄せられるこの矯正できない励ましの言葉かけ以上のものは、他にほとんど類がないのである〉2)と結論づけたうえ、〈私は心から訴えたい。病人が直面している危険を、わざと軽く言い立てたり、回復の可能性を大げさに表現したりして、病人に「元気をつけよう」とする、そのような行為は厳に慎んでいただきたい〉3)とまで言っています。

　友人などのお見舞いに行くと、つい、「きっとよくなりますよ」とか「すぐによくなるから頑張って」といった言葉をかけがちです。しかし、ほんの数分様子を見たり、病状を聞いたところで、わかることなどたかが知れています。

　それに対して、主治医は綿密な診察の結果を踏まえたうえで患者さんに説明し、治療を進めています。看護師も治療方針に基づいたケアを行っています。つまり、**医師や看護師の発言や治療・ケアの裏には根拠があります**。そうした医療スタッ

フの働きに対して、見舞い客が楽観的な意見を述べたところで、患者さんは本当に励まされるでしょうか？

ナイチンゲールは、〈病人の様子をざっと見ただけの自分の意見が、主治医の意見をさしおいて、病人に重んじられると信じているのは、どう考えてみても、まさに愚の骨頂としか言いようがない〉[4]と言っています。もちろん善意からの言葉であることは間違いありませんが、善意があっても根拠がないのでは、このように言われてもしかたないかもしれません。

◆ 変わらない忠告の内容

ナイチンゲールは、仕事はやめておいたほうがいいとか、ほかの医者に見せたほうがいいとか、この薬がいい、特効薬があるとかいった忠告も、病人にとっては頭が痛いことだと述べています。〈思えば人類はこうしたことに関して、二、三百年昔とちっとも変わっていない〉[5]といいますが、さらに100年以上経った現代においても同じことがいえそうです。

また、〈これら忠告者たちの望むところは、病人の状態について本当のところを知りたいと言うのではなくて〜中略〜ともかくも自分の考えを押しつけたいということなのである〉[6]とも言っています。このようなことがたびたびあったら患者さんも受け答えをするだけで消耗してしまいますよね。しかも、同じ内容の繰り返しや、自分ではどうしようもないことを忠告されたところでストレスが増えるだけでしょう。〈病気のほんとうの苦悩について、よく知りよく理解しているひとの何と少ないことか。健康な人間が、《看護師》でさえも、わが身を病人の生活に置き換えて考えたりすることの、何と少ないことか〉[7]とナイチンゲールは嘆いています。日々の言動を反省しなければなりませんね。

加えて**看護師としては、ストレスが増えるばかりの忠告を受けている患者さんを察知しなければなりません**。常に患者さんに関心を向け、よく観察し、患者さんの表に現れない思いまで読み取れるようになれば、どのような励ましや忠告が有効かもわかるようになるでしょう。

◆ 患者さんに喜んでもらう方法

　さて、それでは患者さんはどのような励ましから喜びを得られるのでしょうか。ナイチンゲールはそれについて、〈病人につり合いの感覚をとりもどさせることなのである。すなわち、世の中のほかの人びとがどんなことをしているかを見せ示すことなのである〉[8] としています。

　例として、私（筆者）が実習指導で経験したことを紹介しましょう。

　ある学生が受け持った患者さんは、抗がん薬治療中で副作用に苦しみ、一日のほとんどをベッド上で過ごしていました。ある日、学生が病室に一枝の梅を持ってきました。すると、それまでベッド周りのカーテンを閉め塞いだ様子だった患者さんの顔が、ぱっと明るくなったのです。その日は窓の外の様子に始まり、話に花が咲きました。患者さんは副作用のつらさを忘れたかのように、退院後にしなければいけない家のことや、旅行がしたいことなどを次々と話してくれました。

　一枝の梅は、学生が副作用でつらい思いをしている患者さんに、一時でもつらい症状を忘れ、季節を感じてもらいたいという思いから計画したものでした。そしてその思いどおり、患者さんを大いに励ます結果となったのです。患者さんは治療で滅入りがちだった気持ちを外へ向けることができたことでしょう。

　〈あなた方は病人たちに、たんなる無駄話ではなく、ほんとうに興味をそそるような話題を提供できなければならない〉[9] とナイチンゲールが言うように、患者さんが本当に興味をそそるものは何かを、いつも観察することが大切です。**興味をそそるものが提供できれば、きっと患者さんの力をうまく引き出すことができるはずです。**

引用文献　『看護覚え書（改訳第7版）』該当ページ数・文節番号
1) p.165・3　2) p.165・3　3) p.165・3　4) p.166・5　5) p.171・15　6) p.172・17　7) p.172・19　8) p.176・29　9) p.177・29

第12章 おせっかいな励ましと忠告

振り返りワーク

Q1 ナイチンゲールが、病人を見舞う人々に対しておせっかいな励ましを慎んでほしいと訴えた理由はどのようなことか、まとめてください。

答え

▼▼▼

Q2 この章は、ナイチンゲールが病人側の立場から記述していますが、それができた理由はなぜでしょう。簡潔にまとめてください。

答え

▼▼▼

Q3 患者さんを本当の意味で励ますために必要なこととしてナイチンゲールがあげたものはどのようなことでしょう。次のうち適切なものを選択してください。

1. 患者さんが本当に興味をそそる話題の提供
2. 病気や治療への不安から気持ちをそらせる世間話をする
3. 患者さんはつらい状況にあるという前提からの同情の態度
4. 自分が苦しいときにかけられたらうれしい言葉をかける

答え

▶答えはp.126

第13章
病人の観察
Observation of the Sick

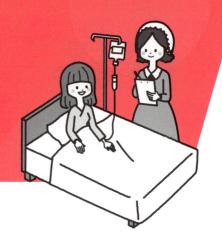

date 　年　月　日

> 看護師に課す授業のなかで、最も重要でまた実際の役に立つものは、何を観察するか、どのように観察するか、どのような症状が病状の改善を示し、どのような症状が悪化を示すか、どれが重要でどれが重要でないのか、どれが看護上の不注意の証拠であるか、それはどんな種類の不注意による症状であるか、を教えることである。[1]
>
> The most important practical lesson that can be given to nurses is to teach them what to observe—how to observe—what symptoms indicate improvement—what the reverse—which are of importance—which are of none—which are the evidence of neglect—and of what kind of neglect.

　ナイチンゲールはこの章を、能力は訓練することで高められるということを前提として書いています。達人の観察能力を例証しながら、一緒に観察能力を鍛えていきましょう。

◆ 観察は看護師の仕事の要

　ナイチンゲールは、観察がいかに重要であるかを述べていますが、実際、看護師の業務の約7割は観察と記録であるともいわれます。まさに観察は、看護師の仕事の主要な要素なのです。

◆ 真実を観察し、伝えるための訓練

　ナイチンゲールは、〈真実を述べるということは、一般に人びとが想像しているよりもはるかに難しい〉[2]と述べ、その原因として「《単純な》観察不足」と「想像力のからみあった《複雑な》観察不足」があるとしています。

　想像力なしに真実を観察するのは難しいことです。よく新人や実習生を指導する看護師が、新人や実習生のことを「勉強しているはずなのに観察できない」と言うのを聞きますが、観察は視覚・聴覚・触覚・嗅覚をフルに使って実地に訓練を繰り返さなければ、できるようにはなりません。

　私（筆者）は新人看護師の頃、検温の報告をする際、観察すべき事柄がいくつか漏れていると指摘され、慌てて患者さんのところに戻って確認することを繰り返していました。漏れがないように、患者さんごとに観察メモを作成していたのに、です。報告するたびに不十分さを指摘されるのは、恥ずかしく、悔やしい思いでした。しかし、"今度こそ観察に漏れがないように"と強く思いながら観察しているうちに、いつの間にか指摘を受けなくなったのです。この経験は、個人的で特殊なものと片づけられはしないようです。その後、私（筆者）は教育担当として多くの新人看護師を受け入れてきましたが、ほとんどの場合、**観察の能力は臨床での日々の観察のなかで鍛えられ、観察が十分にできるようになれば、看護もきちんとできるようになる**のだということを実感してきました。

◆ 憶測による判断 ≠ 観察

　観察の訓練をする際、最も気をつけるべきなのは、「想像力のからみあった《複雑な》観察不足」です。人は、目の前のちょっとした事実から、勝手に意味づけをしたりストーリーをつくりがちです。ナイチンゲールは、これを〈観察をしないで想像で間に合わせる〉[3]と言っています。

　こんな例があります。ある学生が、リハビリテーションが必要な患者さんで、いつも昼寝をしている70歳代の方を受け持ちました。学生に、「患者さんはなぜ眠っているの？」と尋ねてみると、「薬の作用のため」と答えます。確かにその患者さんは睡眠導入薬を服用してはいたのですが、その薬効を考えると、昼まで効果が持続するとは考えられませんでした。ほかの要因を推測すると、次のような

ことがありました。この患者さんは夜間も点滴をしており、夜間の尿が頻回でした。また、それまで一度も入院経験がなく、ふだんは畑のある広い敷地の家に1人で暮らしていましたが、入院した病室は6人部屋で、しかも真ん中のベッドにいたのです。

70歳代の方は、睡眠のリズムが浅くなるのが特徴です。その年齢になって初の入院では、周りに人がいる環境に慣れず、眠れないこともあるでしょう。また、点滴のため、夜間に尿が気になってトイレに起きるかもしれません。もちろん、これらの推測が真実かどうか観察する必要がありますが、学生が答えたような**少しの情報による勝手な憶測は「観察」とはいえません**。ナイチンゲールは〈「すべて真実を」述べ「真実のみを」述べるには、観察力と記憶力とが結びついた、多くの能力が必要とされる〉[4]と述べています。

◆ 思慮のない看護師の質問

ナイチンゲールは、〈病人に向けて、あるいは病人に関して、現在（一般に）行なわれている質問では、病人に関する情報は、ほとんど得られないであろう〉[6]として、その質問の例に「よく眠りましたか？」といった誘導的な尋ね方をあげています。前述の学生は、睡眠の観察として「昼間に寝ているようですが、夜は眠れませんか？」と患者さんに尋ねたところ、「昼寝はしていないよ」という答えが返ってきました。

ナイチンゲールが、〈いろいろと多くの要因がありうるある結果について、その結果についても他の要因の有無については質問せずに、ただひとつ、ある要因についてのみ、その有無を尋ねて結果を判断する、という誤り〉[5]を指摘したように、こうした質問のしかたでは問題の原因は特定できません。何を質問すれば適切な判断ができるか、考える必要があります。特に「私に何かできることがありますか？」といった質問は、思慮のない質問だとも言っています。実はこの質問は、初めての臨床実習である基礎看護学実習に出た学生がよくするのですが、〈うわべは「親切」そうに見えながら、実は看護師の側の一種の怠慢にほかならない〉[6]というのです。さて、なぜでしょう？

この質問を受けた患者さんがどのように頭を働かせるか考えてみてください。考えることには非常に多くのエネルギーを使います。ましてや患者さんは、体や

病気に関しては素人です。それなのに、患者さんが自らの状態を整理し、他者（しかも学生）にしてほしいことを話すというのは、患者さんに余計なエネルギーを使わせることになります。ナイチンゲールの言葉を借りれば、こうした質問は、患者さんに"自分自身を看護する"という苦労を負わせているともいえるでしょう。実際、この質問をした学生に「それを考えるのはアンタの仕事でしょう」と言った患者さんがいました。確かにそのとおりなのです。

患者さんについて、いま何をしなければならならないのか、何が必要か、患者さんの体や心の様子を観察して読み取ることこそが看護師の仕事です。〈要点（ポイント）を押さえた質問をしてその患者の全体像を引き出し、彼の問題点が《どこにあるか》を正確に把握(はあく)して報告できるような人〉[7]になれるよう、何をどのように質問すれば真実が聞き出せるか研究してみましょう。そうしているうちに、"観察の達人"になれるかもしれませんね。

◆ 正確な観察能力を身につけるには

ナイチンゲールは、〈正確な観察習慣を身につけていないかぎり、われわれがどんなに献身的であっても看護師としては役に立たない〉[8]と言っています。では、この観察習慣とは、具体的にはどんなことなのでしょうか？

ナイチンゲールは、〈ある看護師は、病棟をいくつも受け持っていたが、患者一人ひとりに許されている食事内容選択の細(こま)かな相違を頭のなかにたたみこんでいたばかりでなく、患者一人ひとりがその日その日に何を食べたかをも正確に覚(おぼ)えていた〉[9]と書いています。これができるためには、**患者さん一人ひとりがどういう状態にあるのか、そしてどういう治療がなされているのか（当然、食事内容も含まれます）を認識していることが必要**です。たとえば、Aさんはなぜ糖尿病食1600kcalなのか、Bさんはなぜ肝臓が悪くないのに肝臓食2200kcalなのかを知っていることが前提となります。さらに、**患者さん一人ひとりをつぶさに観察し、観察したことを正確に記憶している力、つまり記憶力が必要**だといえます。患者さんの体や治療についての認識を欠いていると、〈1名の患者しか受け持っていなかったが、毎日毎日、まったく手のついていない食膳(しょくぜん)を下げていながら、そのことにまったく気がつかない〉[10]看護師になってしまうかもしれません。

加えて、ナイチンゲールは、正確な観察を裏づける能力として、食事の量を目

分量で判断できる力をあげています。人間の感覚は、鍛えれば鍛えるほど物事を正確にとらえることができます。目分量での判断は、経験を重ねることで身につけることができる「熟練の技」なのです。

　私（筆者）が学生だった頃、食事記録の課題というものがありました。この課題は、自分の食べたものを4群に分け、80kcal＝1点として記録するものでした。食事を摂るたび、すべての食材をスケールで量り、カロリーガイドブックでエネルギー量を確認して記録するのです。これを1～2か月近くの間繰り返していると、一目で分量がだいたいわかるようになるのです。一緒に取り組んだクラスメートたちも同様に、見ただけで量がわかるようになっていました。何をどれだけ食べたのかを見れば、摂取エネルギーもわかります。これが後に、糖尿病患者さんの指導に役立ちました。具体的に分量と摂取エネルギーを示しながら、患者さんに説明できるようになっていたからです。

　観察が苦手だと思っている皆さん！ナイチンゲールは、観察が苦手だと思っている人に向けて、〈英国ほど、機敏にして正確な観察が不得手な女性の多い国はほかになく、また英国ほど、訓練をされればずばぬけた観察力を発揮する女性が多い国もほかにはない〉[11]と、その身に潜在している観察能力を、鍛え伸ばすことを励ます記述があります。これは英国の女性のみならず、われわれ日本の女性だって、男性だって、同じですよね？

　何が言いたいかというと、**正確な観察力は訓練しだい**だということです。そう考えると、これから実習先で指導者さんや教員に指摘される観察不足があったとしても、皆さんの正確な観察能力を育てるための指導であると理解できるでしょう。

◆ 日常生活のなかでの観察

　では、観察能力がある程度身につけられたとして、これをどのように鍛え抜いていけばいいのでしょう？

　一つは、これまでに述べたように、食事の量を毎日きちんと測定し、分量を把握するといった正確に認識する訓練を繰り返すことです。もう一つは、**観察能力そのものを訓練すること**です。"ただ見るだけ"という行為は、看護師としての観察にはなり得ません。観察するにあたっては、見ようとするものの知識があって初めて見えてくるものがあります。**見ようとするものに対して興味・関心がない**

と、**見えているはずのものも認識できない**のです。例をあげてみましょう。

　50歳代の手術後の患者さんを受け持ったある学生は、患者さんの退院後の生活に問題があるのではないかと考え、「不安の内容を聞く」という看護計画を立てました。そこで私（筆者）は、その学生に"どんな不安があると思う？"と問いましたが、答えられませんでした。再度、"たとえば、どんなことだろう？"と具体的な話を引き出そうとしたのですが、やはり学生は答えられませんでした。なぜこの学生は答えることができなかったのか、わかりますか？

　実はこの学生は、家事をいっさいしたことがなかったのです。自分の母親が食事、洗濯、掃除、買い物などをどんなふうに行っているかさえも知らず、興味と関心をもって家事という行為を観察してこなかったのです。自分自身の日常生活での興味・関心に基づく観察が不足していれば、患者さんの生活に関心を向けて具体的な様子に迫る質問などできません。この学生のように、看護学生として日常生活援助について学んでいても、患者さんの生活が具体的に想起できないために、援助ができない学生は多くいます。

　ナイチンゲールは、観察が正確さを欠く原因として、〈(1) とっさのばあいの注意力が足りないこと、すなわち指示されたことを部分的にしか聞かないこと。(2) 観察が習慣化していないこと〉[12]を指摘しています。これは、**注意力を日常的に働かせて観察を習慣化する必要がある**ことを意味しています。

　まずは毎日の生活のなかで観察する力を鍛えましょう。そうすれば、患者さんの生活を観察することも楽しくなります。観察を習慣にして、正確な観察能力を育てていきましょうね。

◆ 患者さんの顔が「語る」こと；患者さんの顔つきを読み取る

　ナイチンゲールは、〈顔は、全身のなかでも、健康状態の影響だけでなく、その他の影響も最も受けやすい部分〉[13]と述べ、影響を受ける多くの因子をはっきりと区別できる観察能力を身につける大切さを指摘しています。

　たとえばナイチンゲールは、〈経験の豊かな看護師であれば、前夜に睡眠剤を服用した患者は、鎮静の反作用が現われてきて顔色がまだらになるのを知っていて、それを見分けることができる〉[14]と述べています。これができるためには、患者さんが内服した薬の作用・反作用（副作用）を理解していなければなりません。そ

して、それがどのように患者さんの顔つきに反映するかを観察することになります。

では、なぜ顔から全身の健康状態、その他の影響が読み取れるのでしょうか？

皆さんは顔の解剖図を見たことがありますか？ 解剖図を見ると、顔面にはたくさんの筋群があります。筋群には、筋肉を動かすための栄養を送り、老廃物を運ぶ多くの血管が入り込んでいます。顔面の皮膚は体の皮膚と比べて薄いこともあり、血行状態が表面に現れやすいのです。ですから、体調が悪いと顔色が悪く見えるわけです。たとえば、血液中の赤血球が欠乏する貧血では、顔色が青白く見えます。

また、体の状態だけでなく、こころの状態も顔面から観察することができます。たとえば、痛みがあってつらい状況や、緊張する場面では、顔面の筋群が緊張して表情が硬くなります。反対に、気持ちのいい、リラックスした状態では、顔面の筋群も緩んで表情が穏やかに見えます。このように、**人は無意識のうちに心身の状態を顔面に映し出している**のです。

皆さんも、患者さんの顔つきを見た瞬間にいろいろなことが感じ取れるようになるまで、顔つきに影響する因子との関係を探りながら観察し続けると、ナイチンゲールがいう、〈衰弱は、患者の顔つきさえ見れば完全に識別できるレベル〉[15]に到達できるでしょう。

◆ 患者さんを動かす力

これから臨地実習に出たら、皆さんがいくら声をかけても動いてくれない患者さんが、ある看護師から声をかけられると喜んで行動する、といった場面に出くわすことがあるかもしれません。反対に、病棟の看護師からなかなか動いてくれないと聞いていた患者さんが、皆さんが受け持つことで動いてくれるようになる、という経験もするかもしれません。ナイチンゲールは、こうした魔法のような力を使って患者さんを動かす看護師について、次のように述べています。

〈看護については「神秘」などはまったく存在しない。良い看護というものは、あらゆる病気に共通するこまごましたこと、および一人ひとりの病人に固有のこまごましたことを観察すること、ただこれだけで成り立っているのである。〉[16]

〈患者に対するある看護師の「特殊な能力」や、別の看護師の患者に対する能力

不足も、前者には何がどう患者を動かすかについての綿密な観察があり、後者にはその観察が欠けている、ということにほかならない。〉[17]

　これらの言葉は、患者さんが動いてくれるかそうでないかは、気まぐれや偶然で決まるのではなく、根拠に裏づけられているという前提に立って述べられています。患者さんの行動すべてに根拠があるとすれば、患者さんが動いてくれるための因子を知りたくなりますよね？　また、それを知ったうえで、実際にどのように因子が影響しているのか観察したくなるのではありませんか？

◆ 患者さんのいのちを救う観察能力

　「病気に共通するこまごました」観察に関して、私（筆者）が思い浮かべるのが、ICU（intensive care unit；集中治療室）で働いている看護師のことです。

　ICUには、24時間体制で高度な治療・管理が必要な重篤な状態にある患者さんが入院しています。ですから、患者さんの0.1℃の体温低下も見逃さないよう観察することが求められる場合があります。体温は、刻々と変わる患者さんの身体内部の状態を反映しています。生命の危機に瀕（ひん）した患者さんにとって、体温が0.1℃下がると、それに応じて呼吸や脈拍も変化します。健康な人の体でも、体温が下がれば呼吸や脈拍は変化しますが、ICUにいる患者さんにとって体温低下は文字どおり生命の危険につながる問題であり、看護師がこの変化を見逃さずに対応しないと、取り返しのつかない事態になりかねません。刻々と移り変わる体から出されるサインを細密に観察し、それが表している意味を理解して対応することで、初めて患者さんの"いのち"を救えるのです。

　ICUでは、こうした緊迫した状況のなかで、観察のプロである看護師がたくさん活躍しています。こうした現実を見ると、ナイチンゲールの次の言葉は、まさに真実だと感じます。

　〈ある女性が他人の命を救うことができるのは、ただこれらこまごました事柄（ことがら）すべての観察によるのであり、けっして不可思議な「他人（ひと）をあやつる力」などによるものではない。また別の女性が他人の生命を救（すく）う手段を見つけられないのは、このような観察が欠（か）けているからである。〉[18]

　さらにナイチンゲールは、こまごました観察をする看護師の心構えについて、"何かが起こるにちがいない"と思って観察することで変化を見つけられるのだと

述べています。反対に、変化があると思いもしなければ何も見つけられないとも言っています。

　患者さんの顔色や顔つきは、看護に必要な様々な情報を、実に雄弁(ゆうべん)に語っています。皆さんが実習で患者さんと接するときには、"何かが起こるにちがいない""この患者さんの顔は、何かを語っているにちがいない"と常に思って観察するように心がけてみてください。

◆ 何のために観察するのか；患者さんのための観察

　ナイチンゲールは、《《正しい》観察がきわめて重要であることを強調するにあたっては、何のために観察をするのかという視点(してん)を見失うようなことは、絶対にあってはならない。観察は、雑多な情報や珍しい(めずら)事実をよせ集めるためにするものではない。生命を守り健康と安楽とを増進させるためにこそ、観察をするのである》[19]と述べています。しかし、生命を守り健康と安楽とを増進(ぞうしん)させるための観察は、自然にできることではありません。なぜなら、私たちはふだん自分に興味のあることのみを観察する習慣が身についているからです。また、どんな情報を取るべきかわからないで観察すると、雑多な情報や珍しい事実をよせ集めがちだからです。

　目的に沿った観察ができるようになるためには訓練が必要です。実習で提示された実習記録用紙に沿って観察したり、記録用紙を埋めるために観察したり、実習指導者に質問されても困らないよう、観察項目のメモに沿って観察したりすること、これらはすべて"自分のための観察"です。患者さんのための観察ができるようになるためには、どんな情報が必要か、一つひとつの観察項目が患者さんにとってどんな意味をもつのかを繰り返し考える訓練をしていかなければなりません。

　皆さんは、看護師さんの行動と記録の様子を観察したことはありますか？　看護師は、短い時間で患者さんの隅々を観察し、そこで交わした会話の内容をしっかり覚えて記録しています。まさに患者さんの生命を守り健康と安楽とを増進させるための観察と記録の技を身につけています。一度観察してみてください。その技の素晴らしさに驚くことでしょう。

◆ 信頼のおける看護師；看護師の守秘義務

　ナイチンゲールは、患者さんの個人情報を扱う専門職としての看護師の姿勢について、次のように述べています。

　〈看護師は誰も、他人に頼りにされうる看護師、言い換えれば「信頼のおける」看護師でなくてはならない。〜中略〜看護師は他人の噂をふれ歩くような人間であってはならない。作り話をしてはならない。受持ちの病人に関して質問をする権限を持つ人以外から質問されても、何も答えてはならない。〉[20]

　実習中の学生は、看護記録やカルテに記載された患者さんの個人情報を見ることが許されています。看護師も当然、一人ひとりの患者さんに即した看護を行うため、個人情報を得ています。その際は、患者さんに対して個人情報がなぜ必要なのかをきちんと説明し、承諾を得ています。

　たとえば、がん患者さんには必ず喫煙の習慣の有無を確認します。食習慣、睡眠、仕事のしかたなども尋ねます。今後どうしたら健康的な生活を送れるのか、再発せず、また病状が悪化しないためには、**日常生活をどう整えればいいのかを一緒に考えるとき、これらの情報を知らないと、形だけの、あるいは押しつけの生活指導**になるからです。

　ところが、**患者さんからの信頼がなければ、"個人情報の本当のところ"は得られません**。以前、入院時の情報の記録（この記録は、既往歴などを尋ねることを意味する「アナムネーゼ」ともいわれます）には「喫煙は1日30本、飲酒は1日1合」と記載されている患者さんが、ケアをしていくうちに「実は1日60本タバコを吸っていて、お酒も1日3合以上飲んでいた」と話してくれたことがあります。さらに、それが接待のためであったことや、睡眠時間を削って仕事をしていたことなど、日常生活の状況まで話してくれました。これは、日々のケアのなかで、患者さんが看護師を"信頼できる人"として認識してくれたことで初めて得られた情報なのです。

　このように患者さんとの信頼関係のなかで得た**個人情報を、きちんと保護するのも看護師としての義務**です。看護を職業とする私たちが身につけていなければならない職業倫理（看護倫理）です。以前、ファストフード店で患者さんの記録を整理していた看護学生らしき人を見かけたことがありますが、これは看護倫理に反することなのです。

◆ 観察の目的は実践である

　ナイチンゲールは、この「病人の観察」の章を終わるにあたって、次のように述べています。

　〈ある人たちは、観察そのものが自分の目的であり、自分の務めは何かを発見することであって、ひとを癒すことではないと思っているようである。〜中略〜病人には薬を服ませるだけで、自分でも病人を殺すものだと知っている有毒物を病人からとり除く努力もしなければ、有毒物から病人を遠ざけようともしないでいることがある。〉[21]

　このように書かれると、"毒を取り除くのは当然！"と思うでしょう。ところが、換気されない部屋の空気、汚れたままのベッドやシーツ、気を滅入らせる雑音など、患者さんを消耗させる「毒」の種類はたいそう多いものです。看護師は、患者さんの「毒」になるものには敏感でいなければなりません。それらの「毒」が患者さんの体に悪影響を及ぼしていないか観察する必要もあります。同時に、それらを取り除かなければいけません。具体的には、環境整備、シーツ交換、清拭といった看護技術を用いて行います。

◆ 看護師としての責任と自覚

　この章では、ボリュームアップして「病人の観察」にかかわるナイチンゲールの記述を紹介してきました。彼女の論考は、**"観察した事実はだれのために役立てるのか"を意識させる**ことで、個人情報を誠実に取り扱う責任を自覚し、その意味を真摯に受け止める人間性をも鍛えなければならないことを、私たちに訴えかけているように感じられるのです。

引用文献　『看護覚え書（改訳第7版）』該当ページ数・文節番号
1) p.178・2　2) p.180・9　3) p.181・13　4) p.181・11　5) p.183・16　6) p.187・29
7) p.183・17　8) p.189・35　9) p.189・36　10) p.189・36　11) p.190・41　12) p.192・46
13) p.194・50　14) p.195・54　15) p.196・57　16) p.197・60　17) p.197・62　18) p.198・64　19) p.210・96　20) p.211・97　21) p.212・98

第13章 病人の観察

振り返りワーク

Q1 ナイチンゲールのいう、「想像力のからみあった《複雑な》観察不足」とはどのようなことですか。適切なものを選んでください。

1. 想像力が不足していて観察が不十分であること。
2. 勝手な想像からストーリーをつくりあげ、必要な観察を怠ること。
3. 想像力を働かせずに観察すること。
4. 観察不足かもしれないと想像すること。

答え

Q2 ナイチンゲールが、健康状態やその他の影響を最も受けやすい部分と言った体の部位はどこでしょうか。

答え

Q3 看護師が行う観察について、ナイチンゲールの考えをまとめた次の文章の空欄を埋めてください。

> 患者の観察にあたっては、状態の〔 ① 〕は起こり得るものだという前提から、予測をもって臨むことが大切である。また、観察は何のために行うものなのか、すなわち患者の〔 ② 〕を守り、〔 ③ 〕と安楽を増進させるために行うものであるということを見失ってはならない。

答え① ② ③

▶答えはp.126

おわりに
Conclusion

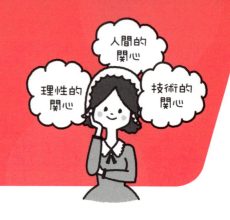

date　年　月　日

> 女性の無謀な素人療法——健康の法則の正しい知識のみがこれを阻止する。1)
> Reckless amateur physicking by women. Real knowledge of the laws of health alone can check this.

◆ 看護の芸術を身につけるには

　いよいよ第14章「おわりに」までやってきました。ここまで、現代に生きる皆さんが看護の学びを深められるような記述を『看護覚え書』から紹介してきましたが、"看護っておもしろい"と感じていただけたでしょうか？

　ナイチンゲールは、この章で「看護の芸術 (the art of nursing)」について要旨を述べています（「看護の芸術」は「看護の技術」と読んでもいいでしょう）。ここでは、この「看護の芸術」について考えてみることにしましょう。

　ナイチンゲールは、薬を無謀に乱用したり、普通の薬剤の名前も覚えずに似たような薬と混同したりする人に対して、〈鋭利な刃物を「ふりまわして」遊んでいるようなもの〉2)〈およそ医師など専門家の処方においては絶対に考えられない〉3)〈ほんとうに経験豊かで注意深い看護師は、自分にも他人にも投薬などはしない〉4)と、その"素人療法"を批判しています。

　この例からいえることの一つは、**無知は誤った行動につながり、正しい知識は適切な行動を導く**、つまり**思考と行動は連関している**ということです。思考と行動のこうした関係を見抜いたからこそ、ナイチンゲールは訓練学校を設立して専門教育を施し、看護職を育てようとしたのでしょう。

ナイチンゲールは、私たちは「女医者」を作ろうとしているのではなく、病人のかたわらで絶えず応用を迫られる＜諸原理＞を習得した看護師を求めているのだ、と言っています。このことから彼女が、患者さんに対して行われるすべての行為は、「諸原理」を実際に適用して導き出されるものだと考えていることがわかります。

　では、「諸原理」を実際に適用できるようになるためにはどうすればいいでしょうか？ ナイチンゲールは次のように述べています。

　〈人間の生と死についての法則と、病棟の健康についての法則を知ることであるが〜中略〜たいへんに重要でまた難しいことであり、また経験と細心の探究とによる学習がなければ身につけられない技術（art）であって、それは他の学問技術におけるとまったく同じことなのである。〉[5]

　看護の技術（たとえば、環境調整、食事援助、体の清潔保持）は、「諸原理」とその背景にある学問（自然科学、社会科学、人文科学など）を修め、**経験と探究を重ねて意図的に学ばなければ身につかない**ということです。ちなみに、現代における看護技術の定義は、「看護技術とは、看護の問題を解決するために、看護の対象となる人々の安全・安楽を保証しながら、看護の専門的知識に基づいて提供される技であり、またその体系をさす。看護技術は、目的と根拠をもって提供されるものであり、根拠に基づく専門的知識は熟練・修練により獲得され、伝達される。また、看護技術は、個別性をもった人間対人間の関わりの中で用いられるものであり、そのときの状況（context）の中で創造的に提供される。（日本看護科学学会）」となっています。ナイチンゲールは、看護の本質を読み取っていたことがわかるでしょう。

　さらに彼女は、看護の芸術は他の芸術と同じだと言っていますが、皆さんはどう思いますか？ 同じだとしたら、どの点が同じなのでしょう？

◆ 看護の芸術を実際に適用するには

　芸術というと、皆さんは絵画や音楽、演劇を思い浮かべるでしょう。まんが『ガラスの仮面』や『のだめカンタービレ』を読んだことがありますか？ これらの作品を読めば、演劇や音楽として表現される芸術性の高さは、演者や奏者の深い造形の解釈の結果であることがわかるでしょう。芸術家は、自分が探究し思い描いた

世界を表現するため、思考と技術を日々鍛錬(たんれん)しています。こうした視点で見ると、ナイチンゲールが看護の芸術は他の芸術と同じであると言った意味がわかるでしょう。看護者も芸術家と同様に、**患者さんの体や思いを読み取り、健康の法則を適用し、評価することを繰り返しながら、思考と技術を日々鍛錬している**のです。

ナイチンゲールは、この健康の法則を適用する方法として、患者さんに三重の関心を注ぐことを訓練生に対して繰り返し説いています。三重の関心とは「理性的な関心」「人間的な関心」「技術的な関心」です。三重の関心を注ぐことで患者さんに今何をなすべきか、いかになすべきかを判断できるというのです。そして、この看護の芸術を身につけるには、他の芸術と同様、一生かかることを示唆しています。と同時に、「毎年毎年進歩し続けなければならない／私たちが感じることや思考することの一つ一つが、私たちの中に性格を刻み込んでいくのです。訓練期間中とその後の1、2年が特にそうなのです」と訓練生に向けて励ましの言葉を送り、いま学んでいることの意味を伝えています。さらに、学び方についても次のようにアドバイスしています。

「自分の眼と耳と手とを、さらに自分の頭をよく鍛錬して、今自分が受けている訓練の内容を理解し、それを実践に移していかなければならないのです。ある学者が、ある有名な画家に、どうやって絵の具を混ぜ合わせるのですかと尋ねたところ、『頭を使うのです』という答えが返ってきました。私たちは教えられたことを、どうやって実践に移すのでしょうか。『頭を使うのです』」[a]。

ナイチンゲールは、『看護覚え書』として、「頭を使う」ためのヒントをたくさん提示してくれました。そのヒントをもとに、三重の関心をもって患者さんとかかわり、頭を使って看護していきましょう。その結果として患者さんに成果が現れたとき、これほどうれしいことはありませんから！

引用文献　　『看護覚え書（改訳第7版）』該当ページ数・文節番号
1) p.218・16　2) p.219・17　3) p.218・16　4) p.220・23　5) p.223・30

第14章 おわりに

振り返りワーク

Q1 "素人療法"を批判したナイチンゲールが見出した、思考と行動の関係について、正しいものを2つ選択してください。

1. 無知は時に思わぬよい行動を導いてくれる。
2. 無知は誤った行動につながる。
3. 正しい知識があっても必ず誤った行動をとる。
4. 正しい知識は適切な行動を導く。
5. 無知は正しい知識を呼び起こしてくれる。

答え　　　　、

Q2 ナイチンゲールが、看護の芸術は他の芸術と同じだと述べた理由はどのようなことでしょう。本文中から66文字で抜き出し、下欄にあてはまるよう、最初と最後の8文字を答えてください。

答え　〔　　　　　　　　〕〜〔　　　　　　　　〕から

Q3 ナイチンゲールは、教えられたことを実践に移すためにどうすることが必要であると述べたでしょうか。

答え

▶答えはp.126

補 章
Supplementary Chapter

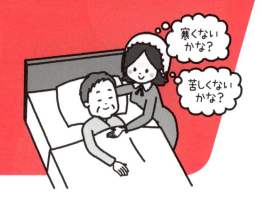

date 　年　月　日

> 看護師は自分の仕事に使命感(しめいかん)を持つべきである。[1]
> A nurse must feel a calling for her occupation.

◆ 3つの『看護覚え書』

　ナイチンゲールは3種類の『看護覚え書』を執筆していましたね。1つ目は1859年に、家政を預かり、家族の健康を見守る役目にあった一般の女性向けに、健康の法則、看護の法則を生活に取り入れるヒントを書いたものです。2つ目は1860年に訓練看護師に向けて書かれた第2版といわれるもの。3つ目は労働者階級の女性に向けて書かれたものです。

　このうち、第2版が書かれた1860年は、聖トーマス病院にナイチンゲール看護訓練学校が開設された年です。第1〜13章は初版と変わりないといわれていますが、大きな違いは「看護師とは何か」を補章として加筆している点です。私(筆者)はナイチンゲールが本格的に看護師養成を始めた同じ年に加えられた補章に、ナイチンゲールが看護師(職業として看護をする者)に伝えたいメッセージが記述されていると考えています。そこを探っていけば、150年近くの時を経ても、ナイチンゲールは皆さんの看護に活かせるものをたくさん教えてくれるはずです。

◆ 看護師とは何か

　ナイチンゲールは補章の1「看護師とは何か」で、看護師に必要な能力を次のよ

うに述べています。

〈この世の中に看護ほど無味乾燥どころかその正反対のもの、すなわち、自分自身はけっして感じたことのない他人の感情のただなかへ自己を投入する能力を、これほど必要とする仕事はほかに存在しないのである。——そして、もしあなたがこの能力を全然持っていないのであれば、あなたは看護から身を退いたほうがよいであろう。〉2)

　この言葉に触れると、様々な疑問がわいてくるのではないでしょうか。「他人の感情のただなかへ自己を投入する能力」ってどんな能力なの？　なぜそれが必要なの？　どうやったらその能力が身につくの？　と——。ナイチンゲールは、この能力をもっていないなら看護から身を退いたほうがよいとまで言っているのです。不安になってくる人もいるのではないでしょうか。

◆ 感情のただなかへ自己を投入する

　では疑問の答えを探して、「他人の感情のただなかへ自己を投入する能力」について考えていきましょう。

　ナイチンゲールは看護の定義を『看護覚え書』の序章において、〈新鮮な空気、陽光、暖かさ、清潔さ、静かさなどを適切に整え、これらを活かして用いること、また食事内容を適切に選択し適切に与えること——こういったことのすべてを、患者の生命力の消耗を最小にするように整えること、を意味すべきである〉3)としています。ここで特に注目したいのは「患者の生命力の消耗」という点です。

　『看護覚え書』では、室内の空気や暖かさ、音、変化、食事といった日常生活の様々なものを取り上げ、それぞれが適切に与えられなければ、患者さんの体に悪影響を及ぼすことを、例をあげて説明しています。そこでは、不快な感覚や感情がエネルギーを消耗させることについて繰り返し述べられています。

　とすると、患者さんの消耗は不快な感覚や感情に少なからず影響されていると考えられますから、患者さんが消耗しないようにするには、患者さんの感覚や感情を感じ取る能力が必要だといえますよね。もちろん、この点についてはナイチンゲールも看護の基本として、〈患者が何を感じているかを、患者に辛い思いをして言わせることなく、患者の表情に現われるあらゆる変化から読みとることができることなのである〉4)と言い、さらには、〈患者の顔に現われるあらゆる変化、姿

勢や態度のあらゆる変化、声の変化のすべてについてその意味を理解《すべき》なのである〉5)とも言っています。

ところが、実習に出たての学生は、あらゆる感情を患者さんから聞こうとします。"おいしいですか？""寒いですか？""苦しいですか？""不安はありますか？"といったように。

これはおそらく相手の表情から感覚や感情を読み取り、意味を考える訓練ができていないため、言葉で尋ねてしまうのでしょう。でも、これでは患者さんの感情のただなかに自己を投入できているとはいえません。なかには、話したい気分でない人もいるでしょうから、そのような患者さんをむしろ消耗させているといっても言い過ぎではないでしょう。

◆ 看護師教育のABC

他人の感情のただなかに自己を投入する能力を養うために、ナイチンゲールは、「看護師教育のABC」を次のようにまとめています。

〈看護師が学ぶべきAは、病気の人間とはどういう存在であるかを知ることである。Bは、病気の人間に対してどのように行動すべきかを知ることである。Cは、自分の患者は病気の人間であって動物ではないとわきまえることである。〉6)

確かに、実習が始まったばかりであれば、学生の皆さんは、疾患のみに関心が向いていたり、患者さんの目に見える反応のみに関心が向いていたり、習った手順どおりに看護技術を行うことに関心が向いてしまうかもしれません。しかし、疾患について理解し、さらに、患者さんの生きてきた過程を重ねてその反応をみることができ、状況に合わせた看護技術を提供できるようになる頃には、言葉なしに患者さんが何を欲しているのかがわかるようになり、さらに、援助をしながら患者さんの反応を読み取り、患者さんが本当に必要なものが何であったかを確認することができるようになるはずです。

ナイチンゲールは、この能力は訓練によって身につくと考え、〈自分ほどよく理解している者はほかにはないと確信が持てるようになるまで、これらについて探るべきなのである。間違いを犯すこともあろうが、《そうしている間に》彼女は良い看護師に育っていくのである〉7)と言っています。

他人の感情のただなかへ自己を投入する能力がなければ、看護師から身を退(ひ)く

ようにと厳しいことを言うナイチンゲールですが、しっかり励ましの言葉も用意してくれているのです。

◆ 看護師の使命感

私（筆者）は1年生への授業の初めに、看護学科へ進んだ動機を尋ねます。すると、"開発途上国の子どもたちを助けたい""家族が入院したとき何もできなかったことが悔しくて、病気の人を助けたい"といったことを説明してくれます。私は、だれかのために何かがしたいと思い、看護職を選択することは、看護を学ぶうえで大切な動機だと考えています。その理由は後ほど述べますね。

ナイチンゲールは、補章1「看護師とは何か」のなかで、使命感について次のように述べています。

〈何が《正しく》何が《最善》であるかという、あなた自身が持っている高い理念を達成させるために自分の仕事をすることであり、もしその仕事をしないでいたら「指摘される」からするというのではない、ということではなかろうか。〉[8]

ナイチンゲールはこれを「熱意」とも言っていますし、この使命感は職人ならばだれもがもつものだとも述べています。では、使命感のある看護師とは、いったいどんな仕事をする人なのでしょうか。

◆ 使命感のある看護師、ない看護師

ナイチンゲールは、「自分自身の理念を満足させることと患者に対する関心とに支えられて、患者の状態を検べ、指示の有無にかかわらず、きちんと観察している者」を使命感のある看護師としています。その例として、皮膚の状態、発疹の原因、病気の前駆症状に精通し、体のふるえや体温変化の観察を、だれに言われるでもなく、自分がそうしないと気が済まないから行っている看護師をあげています。つまり、**患者さんにとって何が最善かの判断基準をもち、また患者さんをよりよい状態におくための技術をもって看護にあたっている人が使命感のある看護師である**と読み取れます。

では、使命感がない看護師が看護をしたら、患者さんはどうなってしまうので

しょうか。ナイチンゲールは次のように述べています。

〈自分の受持ち患者の"呼び鈴"の音と別の患者のそれとを聞き分けられるようになど絶対にならないであろう〉[9]〈自分の患者が目覚めているのか眠っているのか、その見分けさえつかない。そして、「何かして欲しいことはありませんか」と尋ねるために眠っている患者を起こしたり〜中略〜する〉。[10]

使命感のある看護師についての記述と比べてみてください。使命感がないと、患者さんに注意を向けない、状態を調べられない、観察ができないことがわかりますね。それからナイチンゲールは使命感のない看護師は医師の指示に従うことができないと述べ、**医師の指示に従うことは指示の意味を理解すること**だとも言っています。

私(筆者)はこの記述を読んで思い出すことがあります。新人の頃、心不全の患者さんへ点滴の指示を受けたときのことです。1時間の輸液量が20mLくらいだったでしょうか、非常に微量だったことを記憶しています。手動で滴数を合わせて安心していました。しばらくして、申し送りのために点滴残量を確認すると、すでに何時間分もの輸液が入っていて、本当にびっくりしました。"心臓の悪い患者さんに、指示以上の水分を入れるなんて！"と、大慌てで医師を呼び、患者さんの全身状態をチェックしてもらいました。その後、急変するのではと心配で、何度も訪室して確認しました。

幸い、急変もなく回復されたのでホッとしましたが、本当に冷や汗ものでした。そのときは、指示をきちんと実行できない自分の技術の未熟さが恥ずかしく、穴があったら入りたい思いでした。このように、**医師の指示を理解するだけでなく、理解して行動できる技術が身につくようになるまでには時間がかかる**のです。

皆さんが看護学生としてこれから学ぶ、難しいし、いったい何の役に立つのかと思ってしまうかもしれない薬理学や病態生理といった医学の知識はすべて、医師の指示の意味を理解し、患者さんの体の変化を読み取るために必要な知識です。私たちは、無知であってはよりよく働くことができません。

◆ 使命感は看護師の潜在能力を引き出す

ナイチンゲールは、30歳のときに看護師の研修をカイゼルスウェルト学園で受けました。このとき、ナイチンゲールは次のように記述しています。

「《よい訪問をする》能力が不足していることが私たちの精いっぱいの気持ちをどんなに衰えさせ落胆させてしまうかを身にしみて知っている。私が彼らを看護するすべを知っていれば、さらに多くのことができる機会が自然とでてくるし、はっきりした使命を自分に引き受けることにもなるであろう。」

これは、貧しい人を病気から救いたいという思いがあっても、救う方法が身についていないことを残念に思っている記述です。ナイチンゲールは、この短い研修の後に看護管理者として看護実践に就きますが、わずか1年後にはクリミアに赴（おもむ）き、見事な看護を展開することになるのです。

ナイチンゲールが、短期間に看護の技術を身につけ、多くの人々を救うことができたのも、使命感をもっていたからこそだと考えています。だれかのために何かがしたいと思い看護職を選択することが、看護を学ぶうえで大切だと前述したのは、**努力する方向が定まっていることで、目の前の困難を克服し、自分のありたい姿に向かっていける**からです。p.102で引用した、〈間違いを犯すこともあろうが、《そうしている間に》彼女は良い看護師に育っていくのである〉[7]という言葉は、使命感にも当てはまります。

日々の勉強のなかで真剣に看護に向き合うことで、使命感も使命を成し遂げる技術も高まることでしょう。

◆ 臨床で学ぶべきこと；看護師の職務の基本的要素

ここからは、看護学生が臨床で学ぶべきことについて、ナイチンゲールによる看護師の職務（duty）の基本的要素の記述から読み解いていきましょう。

〈臨床指導の本領（ほんりょう）は、看護師につぎのような観察ができるようにすることにある。すなわち、――脈拍の状態。――食事の影響。――睡眠の状態～中略～――喀痰（たん）の状態～中略～咳嗽の性質。――排泄物の状態～中略～――呼吸の様子（よう）はどうか～中略～看護師にとって必須のもうひとつの職務は、薬物の作用の観察である。〉[11]

ナイチンゲールは当時、看護師を養成する教育システムをスタートさせていました。このシステムは、看護見習生が指導看護師に付いて臨床で看護しつつ、そこで観察したことの意味を理解できるように、教室で専門的な医学の講義を受けるという方法で、看護師としての能力を身につけていけるように設計されていました。ですから、上の記述は見習生と臨床看護師に向けたものと考えられます。

職務を遂行する基本的な要素とは、患者さんの状態を反映する体のサインを観察する能力を身につけることであると述べています。また、食事の影響や薬の作用の観察、つまり患者さんの体に入ったものの影響を体から読み取ることも看護師の職務であるとしています。これこそが臨床で学ぶべきことです。

◆ 臨床で学ぶべきこと；達人の観察力

　ナイチンゲールは、〈看護師が観察について教育を受けていれば、看護師に可能な観察事項は、生理学的にもまた実践的にもきわめて重要なものがたくさんある。そして、まさにそういう観察は、看護師あるいは常時病人のそばにいる人でなければできない〉[12]と言い切っています。そして、自身の観察から発見した例をいくつかあげています。たとえば、脈の速い患者さんと脈の遅い患者さんでは時間の認識のしかたが違うことをあげ、看護師が10分間違えると、速脈の患者さんはそれが数時間に感じられて打撃を受けるが、遅脈の患者さんはほとんど気にならないとしています。断定することに慎重なナイチンゲールが言うからには、たくさんの患者さんを観察して比べた結果といえるでしょう。

　〈患者は生命力が消耗してくると頭脳の力も生み出せなくなる〉[13]という結論は、私（筆者）の経験からしても正しいとわかります。私（筆者）は以前、緊急入院して手術を受けたことがあります。手術直後からしばらくの間、本当にうまく考えることができませんでした。このときの血液検査データは、体内のエネルギー不足を示していました。この経験から、この記述が実感を伴って理解できるようになりました。そして患者さんを観察するときには、体のエネルギーの消耗をみるようになりました。

　皆さん、看護とは〈患者の生命力の消耗を最小にするように整えること、を意味すべきである〉[14]という定義を思い出しましたか？　そう、看護師の職務は"患者の生命力の消耗を最小にするように整える"ことです。そのためには、まず消耗を読み取れる観察の能力をもつ必要があります。これが基本的要素として臨床で学ぶべきことです。

◆ 臨床で学ぶべきこと；基本的要素の訓練

　看護を学び始めたばかりの学生では、観察の重要性を理解していても、行動につなげることは難しいものです。観察の能力は、やはり臨床での実地訓練で培われるのです。では、この訓練の様子を紹介しましょう。

　看護学生が初めて臨床に出て行う基礎看護学実習でのことです。ある学生が受け持った患者さんは、手術後しばらく食事が禁止されていて、数日前にやっと食べ始めた方でした。学生は、食事量の観察を計画しました。この時期の患者さんにとって大切な観察ポイントです。学生が「お食事は食べられましたか？」と尋ねると、患者さんは「あんまり」と答えたので、"患者さんは少ししか食べられなかった"と報告してきました。さて、これは観察したことになるでしょうか？　私は学生に、「少しって、何をどのくらい食べたの？」と質問しました。そして「この患者さんの1日の必要摂取エネルギーは？」「お昼の分のエネルギーはどのくらい摂れている？」と、事前に知っておくべき情報についても尋ねました。この患者さんは、口から入る食物によって手術で消耗した体の回復を図っています。ですから、患者さんが早く回復するために、1日の必要摂取エネルギーや経口摂取した食物がどの程度のエネルギーになるかの観察が本当に大切なのです。ですが実習が初めての学生には、そうした観察ができません。

　ここから、学生の病棟における食事時の観察訓練が始まるのです。患者さんへの声のかけ方に始まり、表情の観察、食前にご飯とおかずの食材と量を観察する方法、食事量を自分の目で確認する方法、食後の患者さんの表情から満足かどうか観察する方法、患者さんが残した食事から食欲や好みを観察する方法などです。どうですか？　食事のことに限っても、ずいぶん観察する事項があるでしょう。

　この学生は毎日、昼食前後の患者さんの様子を観察しながら、食事の介助を行いました。すると、患者さんの食事量が増えるに伴って、歩く量も増えていることに気がつきました。そこで学生は「体力がついてきましたね」と数日前の状況と比べながら伝えると、患者さんは「頑張っているのよ」とうれしそうに答えたのでした。このように、患者さんを観察できるようになると、患者さんのよい変化を発見できるようにもなります。

　これから臨地実習に出る皆さん、**よい看護はよい観察から**です。観察する力を身につけ、患者さんの変化を発見できるようがんばってください。よい観察ができるようになるため、第13章をもう一度読み返してみてもよいかもしれません。

◆ 回復期の看護；病相期と回復期

ナイチンゲールは『看護覚え書』の補章の2として「回復期の看護」を記述しています。この「回復期の看護」もやはり、看護を学ぶ見習生に向けて書かれたものと考えられます。

この項の書き出しに、〈病気についてのヒントの多く、というよりほとんど全部は、回復期には役に立たない〉[15]との記述があります。ほとんど役に立たないとは、どういうことでしょうか？

ナイチンゲールは、病気を「病相期」と「回復期」に分けて考えました。両者の違いについて、次のように述べています。

〈病気の間は、生体の機能は破壊されたものの残骸（ざんがい）や有害物を除去することに集中する。回復期には、それが破壊の修復に集中することになる。〉[16]

つまり、**病相期では有害物を除去することにエネルギーを使う機能が働き、回復期ではエネルギーを蓄える機能が働く**というように、身体内部の機能がまるきり正反対に働くことに注目しています。「ほとんど役に立たない」と言い切っているのは、この身体内部の機能の違いのためといえます。

◆ Mooreによる回復期のとらえ方

さて、現代の科学では、病気の回復過程をどのようにとらえているのでしょうか？

Moore（ムーア）は、侵襲からの回復過程における生体反応を4相に分類して考えています。第1相は「異化期（急性傷害相）」といい、術後2〜4日にあたります。この時期の生体は、「脳への十分なエネルギー供給」や「損傷した組織への修復エネルギー供給」のため、体内に蓄積されている脂肪を燃焼させます。また、体内のたんぱく質、特に骨格筋組織の筋たんぱく質も消費します。こうしたたんぱく質の分解を異化（いか）作用といいます。たんぱく質は異化作用でアミノ酸となり、グルコース（ブドウ糖）に変換されてエネルギー源となるのです。

この時期の次には、第2相の「異化〜同化期（転換相）」を迎えます。術後3〜5日に始まり、1〜3日間続きます。この時期には内分泌（ないぶんぴつ）系が正常化します。

次いで訪れるのが第3相の「同化期（回復相）」です。この時期は術後6日から数

週間続きます。組織の新生が始まり、バイタルサインが安定し、消化吸収機能が正常化してくる時期ですが、たんぱく質の利用はまだ不十分です。

　そして、第4相の「脂肪蓄積期（脂肪増加相）」ですが、これは数か月続きます。筋肉や脂肪組織が修復され、体重の増加がみられるようになります。

　このように、体が回復して元に戻るには、数か月に及ぶ時間が必要なのです。

◆ ナイチンゲールによる回復期のとらえ方

　ナイチンゲールによる回復期は、Mooreの回復過程に照らし合わせると、第3～4相の時期と重なります。「生体の機能は破壊されたものの残骸や有害物を除去することに集中する」のは異化作用といえますし、「回復期には、それが破壊の修復に集中することになる」のは言い換えれば同化作用といえるでしょう。

◆ 回復期に必要な看護；"見えない変化"をとらえる

　では、回復期にはどのような看護が必要なのでしょうか？

　ナイチンゲールは、〈病相期が終わってまさに回復期が始まると、患者はいろいろなことを切望するものであるが、とくにいろいろな食物に対する切望が多い。そしてその切望を軽率に満たしてしまうと、猛烈な反動が起こって、再発につながることさえある。～中略～その目立った徴候が、胃の消化できる限度を量的あるいは質的（ないしは両方）に超えた食欲亢進となって出てくる〉[17]と、回復期の患者さんの異常ともいえる食行動の原因を読み解いています。つまり、看護するときには、患者さんの身体内部の変化と行動の関係を読み取る視点が大切です。その視点がないと、患者さんの欲求を満たしたがために、患者さんを危険に曝すことになります。

　ですから、外科病棟では次のようにしています。胃・腸切除後の患者さんは、数日間の絶食のあと重湯からスタートし、徐々に3分粥、5分粥と、お粥の固さを増やしていきます。食事を開始するときに、看護師は患者さんに、ゆっくりと食べるよう指導します。なぜなら、手術前と同じ食べ方で食べると、腹痛・冷汗・頻脈といった症状が出て非常に苦しい思いをするからです（これらの症状を総称

してダンピング症候群といいます)。

　ここでの看護師の役割は、外からは見えない身体内部の変化を説明し、急に大量のお粥は消化できないことを理解してもらうことです。体の状態が理解できると、患者さんは慎重に食べ始めます。たとえ粥がおいしくなくても、腸管を元に戻すための訓練と思って少しずつ食べるのです。

　このように、回復期の看護では、様々な器官が数か月間かけて回復する過程にあることを前提に、最大限の注意を払う必要があります。〈回復期がゆっくり着々とすすんでいくかどうかは、あるいは突然の回復の停止をきたして、患者を何週間か元の状態にもどすようなことになるかどうかは、看護師の知識と経験とに大きく左右される〉[18]のですから。〈病人に注いできたと同じ誠実さをもって、自分の回復期患者についても考えをめぐらさなければならない〉[19]というナイチンゲールのアドバイスを受けて、回復期の患者さんをじっくりと観察してみませんか？

◆ 回復期の看護のポイント

　ナイチンゲールは、回復期の看護の大きなポイントを2つあげています。1つ目は、「患者さんのからだとこころを回復期にふさわしい状態にすること」、2つ目は、「患者さんの退院後の生活に目を向けて回復にふさわしい環境を整えること」です。

◆ 回復期のこころに変化を起こす

　ナイチンゲールは、次のように述べています。〈本人が「回復期患者の病室」であると思いこんでいるところへ移すだけでも、元気が出るのである。〜中略〜患者を別の場所へ、あるいはたんに別の部屋であっても、ともかく移すべきなのである。すると彼はたちまちにして「奮い立つ」。〉[20]

　なぜ、こころが「奮い立つ」状況をつくる必要があるのでしょう。これを考えるとき、安静が心身に及ぼす影響を知る必要があります。

　患者さんは、とにかく"病気なら安静第一"と思い、安静が解除されてもなお安静にしようとするものです。しかし、必要以上の安静は全身を衰えさせ、廃用症

候群につながります。安静による筋力低下は、1週間で20％、2週間で40％、3週間で60％に及ぶともいわれ、1日の安静によって生じた筋力低下を回復するのに1週間、1週間の安静なら1か月かかるとされます。

　以前、解剖学の先生からこんな話を聞いたことがあります。寝たきりであった方の遺体解剖をしたら、胸筋の厚さが1mm程度しかなく、破れてしまいそうだったというのです。筋力というと足腰の力を一番に想像するかもしれませんが、寝たきりでは呼吸のために必要な呼吸筋をも衰えさせるということですね。まさに、「使わないと衰える法則」が全身に及ぶことが理解できますね。

　長期の安静は、筋力や免疫機能を低下させ、大脳の前頭葉を萎縮させ、それが意欲の減退につながり、回復過程を遅延させることになります。回復過程の遅延によって、合併症が生じる確率が高まります。ですから、必要以上の安静を避けるために、回復期の患者さんの気持ちが前向きになるよう援助することが大切だといえます。

　また、現在の医療制度では入院日数が短期化されています。たとえば、急性期を脱した患者さんは急性期の病院にはとどまることができないので、回復期の病院へ転院するか、自宅へ退院することになります。ですから急性期の病院では、入院と同時に退院の目安を話し合い、入院中から退院後の生活に備える取り組みがなされています。この準備の段階で、不必要な安静が合併症につながる危険性と、早期の安静解除・機能訓練の必要性が患者さんに説明されます。つまり現在では、**回復に向かうこころの変化を起こす準備を、入院時から計画・実施している**のです。

◆ 退院後の生活に注目する

　回復期には、**回復過程をたどる退院後の生活環境を整えることの大切さにも注目が必要**です。たとえば、〈彼らをその家庭まで追跡していってみよう。そこに何を見るであろうか。ぎりぎりで暮らしている世帯、一家の主人ないし生計を支える者の長い病気のために極度の重荷を負わされている家庭、もう死ぬと思われていた主人を受け入れて、（《支え》になるどころか）彼のためにさらに加えて、世話する人手や必要な衣類、そして何よりも病人用の栄養食品や療養上の用品など、こうしたものを確保するために、底のついたやりくりにますます迫られる家庭な

のである〉21)とナイチンゲールは書いていますが、回復を妨げるであろう退院後の生活環境は、現代でも同様にみられます。

　こんな例がありました。高齢の脳血管障害患者さんが急性期を脱し、退院が決まったのは、リハビリテーション室で機能訓練を始めて間もないときでした。機能訓練では階段の昇降の訓練は行っていません。ところが退院する患者さんの住まいはエレベーターなどのない公団住宅の5階にありました。この患者さんはどうやって昇り降りし、自宅に出入りすればいいのでしょう。通院はどうすれば……。退院後の生活に注目することの大切さがわかるでしょうか。

◆「健康」と「生きる価値」；その人らしく生きるために

　ナイチンゲールは、回復期の看護について、〈《生命(いのち)》はなんとかとりもどせたとしても、健康と生きる価値とをとりもどせるかどうかは、ほとんどのばあい《回復期》看護〔after-nursing〕のいかんにかかっている〉22)と述べています。「健康と生きる価値とを取り戻せる」とは、どんなことでしょうか？

　ナイチンゲールは、「病人の看護と健康を守る看護」のなかで、こう言っています。「健康とは何か？　健康とは良い状態をさすだけでなく、われわれが持てる力を充分に活用できている状態をさす。」a)

　つまり、**"その人がその人らしく生きていること"が健康**だというのです。このとらえ方は、WHO（世界保健機関）による健康の定義「身体的・精神的・社会的に完全に良好な状態であり、たんに病気あるいは虚弱でないことではない」と重なります。人の生活の質や生きる価値に注目した定義だといえそうです。

　人がその人らしくいきいきと生活できるようサポートすることがリハビリテーションです。リハビリテーション＝機能訓練ととらえている人も多くいますが、もともと「リハビリテーション」は、「全人間的復権（人間らしく生きる権利の回復）」を意味しています。この「全人間的復権」のための計画を立てるのは看護師の役割で、復権に至るまでの過程が「リハビリテーション看護」なのだともいえそうです。

　前述のとおり、現在は入院期間が短縮されており、急性期の病院では2週間程度で退院となります。退院後患者さんが戸惑うことなく、その力を最大限に発揮していきいきと生活できる環境を整える準備が必要です。そのためには**入院時か**

ら、退院後を考慮したかかわりが大切なのです。

◆ ナイチンゲールの遺産を受け取る皆さんへ

　私（筆者）は、ナイチンゲールの膨大な遺産の一部を受け取り、それによって自分の看護の道を発見し、看護の楽しさ、奥深さを感じながら今日まで歩み続けることができています。看護には答えがありません。迷うことも多く、きついこともあります。でも一つひとつの看護に、ちょっとしたことにも喜びを見つけることができます。ナイチンゲールの著作の数々はそれを私たちに教えてくれます。

　私は、このパート（PART II『看護覚え書』から看護を学ぼう）を、ナイチンゲールの膨大な遺産のほんの少しを、看護師になる皆さんへ、また看護師になってからも悩みつつ仕事をしている皆さんに届けたいという思いで書きました。届いているでしょうか？　ぜひ、ナイチンゲールの遺産を受け取り、看護の道を邁進してくださいね。

引用文献　　『看護覚え書（改訳第7版）』該当ページ数・文節番号
1) p.230・7　2) p.227・1　3) p.15・6　4) p.227・1　5) p.228・2　6) p.230・6　7) p.228・2
8) p.230・7　9) p.232・11　10) p.233・14　11) p.236・33 ～ p.238・35　12) p.239・40
13) p.241・53　14) p.15・6　15) p.243・60　16) p.243・62　17) p.244・63　18) p.244・63
19) p.246・70　20) p.247・72　21) p.249・75　22) p.249・74

補　章

振り返りワーク

Q1 ナイチンゲールが説く「他人の感情のただなかへ自己を投入する能力」を具体的に考えた場合、適切なものはどれか、次のなかから選択してください。

1. 患者から感情を引き出すためにただ質問を繰り返すこと。
2. 状況を正確に把握するために眠っている患者を起こして情報収集すること。
3. 患者に不安があるだろうと予測して「不安はありますか？」と尋ねること。
4. 表情や態度、声色などから患者の感情を読み取り、その意味を考えること。

答え

Q2 ナイチンゲールが指摘した、看護師としての成長につながる要素と考えられるキーワードは何ですか。

答え

Q3 ナイチンゲールが回復期の看護の質によって左右されかねないとした、病気から回復したあとで、その人らしく生きるために大事なこととはどのようなことか。本文中からふさわしい部分を抜き出して答えてください。

答え

▶答えはp.126

PART IIのおわりに

『看護覚え書』に手技の具体的記述がない理由

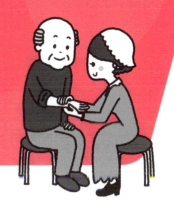

date 年 月 日

　PART IIの最後に、ぜひ皆さんに考えてほしいことを書きたいと思います。ここまでの内容を思い出しながら読んでみてください。

◆ 『看護覚え書』のねらい

　ここまでPART IIを読んできた皆さん、あるいは『看護覚え書』の原典を読んだ皆さんは、そこに具体的な看護の手技の記述がなかったことに気がつきましたか？読みながら"具体的にはどういうふうにすればいいの？"と思いませんでしたか？
　ナイチンゲールが手技について書かなかった理由は、『看護覚え書』の第14章「おわりに」によると次のとおりです。第一にこの覚え書は、〈看護実技のマニュアルを目的として書かれたものではないこと〉[1]を、第二にナイチンゲールは〈いわゆる外科的看護すなわち看護実技の実際を、おそらくヨーロッパじゅうの誰よりも多く見てきているが、率直に言って、それを書物で学ぶのは無理であると信じている。それを完全に修得するには、病院の病棟で実地に学ぶしかない〉[2]と、自分自身が看護の技を書物から学べなかった経験があることをあげています。
　また、〈完全な外科的看護を受けていながら、不潔な空気などが原因で死亡する病人は何千何万といるが、その逆の例は比較的まれである〉[3]との記述もあります。この記述は、非常に重要な示唆を私たちに与えています。つまり、**「完全な手技」があっても「看護のための正しい考え方」がなければ、健康の管理、病人の健康回復の援助には不十分**だということがいえるでしょう。具体的に考えてみましょう。
　初めて清拭の援助をしようとするとき、手技の手順と方法が具体的に記されたマニュアルを読んで、そのとおりに実施したとします。その場合、終わった後には"マニュアルどおりにできただろうか？"と振り返るのではないでしょうか？　マ

ニュアルを遵守できたかどうかが振り返りの主眼となり、患者さんのことは二の次になっています。しかし、たとえば"患者さんの消耗を最小にするためには寒がらせないことが大切"と「考え方」を示されれば、"寒がらせることなくできただろうか？"と、患者さんの様子や状態が気になるはずでしょう。

　このように、具体的な手技の記述がいかに完全であっても、その背景にあるべき看護のための「考え方」が示されていなければ、よい看護は提供できないのです。ですからナイチンゲールは、「看護のための正しい考え方」を示すことで、**一人ひとりの看護師が、個別の状況を考えながら「考え方」に沿って観察し、考え、具体的な行動を起こし、その結果を観察して振り返る**ことを願っていたのではないでしょうか？　なぜなら、行為の結果、患者さんがどうなっているかをまったく観察していない看護師にあきれている記述が『看護覚え書』のなかにいくつも見られるからです。

　ではナイチンゲールは、どのように考えながら患者さんの状態を観察していたのでしょうか。

◆ 脈の観察

　ナイチンゲールは、観察した患者さんの脈を「細い糸が空間の隙間を縫って走っているような感じのする脈」「ぴくぴくと震えるような脈」などと表現しています。また、〈多くのことを教えてくれるのは、脈の性質なのである〉[4]と、脈拍の変化が患者さんの状態や何ものかによる反作用を把握するうえで重要な手がかりであることを指摘しています。

　これらの記述から、ナイチンゲールは、脈は患者さんの状態を知る重要な手がかりと考え、そこから患者さんの状態を読み取ろうとしていることがわかります。また、状態を読み取るときに、脈の変化を反作用（薬・食事・日常生活などから受ける影響で、主作用とは反対方向に働くもの）と関連づけて観察していることがわかります。

　ナイチンゲールは、このように多くの患者さんの脈を観察した結果、「考え方」から導き出された個々の方法を紙の上に記述することは不可能であると言っています。私たちが実際に患者さんの脈に触れ、脈の変化が表す意味を自分で考えてみるしかないということなのでしょう。

◆ 体温、呼吸の観察

〈とりわけ体力のない患者、病気の長びいている患者、衰弱した患者などのばあいには、体熱の産生能力の低下がもたらす結果を用心して見守る～中略～体温を保持するために体力を要求される〉[5]という記述からは、ナイチンゲールが体力の低下した患者さんの体熱産生に注目して観察していることがわかります。

また、〈患者の足先や脛にときどき手を当てて温度を確かめ、冷え込みの徴候を見つけたばあいはそのたびに、湯たんぽ～中略～をあてがい、同時に温かい飲み物を与えるなどして、体温が回復するまで手当てを続けなければならない〉[6]との記述からは、体温低下を防ぐため細心の注意をもって看護をしている様子がわかります。こうした実践から、〈致命的な冷え込みは二十四時間中でいちばん気温が低く、かつ前日の食事が与える効力も使いつくしてしまった、明け方に最も起こりやすい〉[7]と看護のヒントが記述されています。

〈衰弱している患者は誰でも、多かれ少なかれ呼吸困難に苦しんでいる。そんな患者の胸郭もまた疲れきっていて、辛うじてその働きに耐えている状態なのである〉[8]との記述からは、重症な患者さんの呼吸器の働きに注目して観察していることがわかります。そのうえで、呼吸器の働きが妨げられないことを目標に枕を当てるようにと書かれています。同時に、〈枕の当て方についてひとつの型を決めることは、まず不可能である。なぜなら病人の身体つきによって必ず状況が変わってくるからである〉[9]と、患者さんの個別の状況に合わせる重要性を指摘しています。

ナイチンゲールは、常に個々の患者さんの消耗状態を読み取り、"今ここで何をすることが消耗を最小にするのか"を判断して行動した結果、患者さんがどのように変化したかを注意深く観察して記述していたのです。

引用文献　『看護覚え書（改訳第7版）』該当ページ数・文節番号
1) p.214・2　2) p.214・2　3) p.214・2　4) p.206・83　5) p.31・26　6) p.31・26　7) p.32・26　8) p.142・20　9) p.143・20

PART Ⅱ のおわりに

振り返りワーク

Q1 『看護覚え書』に具体的な手技の記述がない理由を、簡潔にまとめて答えてください。

答え

Q2 個々の患者さんにとって必要な看護を実践するために、どんなことが大切だと考えますか？ 自分なりに考えて、自由に記述してください。

答え

▶答えはp.126

date 年 月 日

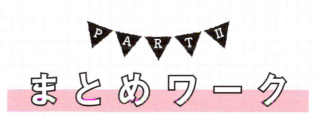
PART II
まとめワーク

Q1 PART II（p.30〜117）を読みながら行ったワークで、ピンク色マーカー（または赤ライン、または下線）を引いた箇所——気に入った言葉、すごいと感じた言葉、"なるほど"と思った箇所のうち、あなたが最も興味をもったところを選び、その理由を自分の言葉でまとめてください。

最も興味をもったところ

| 該当箇所 | ページの | 行目 |

内容

最も興味をもった理由

Q2 PART Ⅱ（p.30 〜 117）を読み進め行ったワークで、青色マーカー（または青ライン、または波線）を引いた箇所——よく理解できない・わからないと感じた箇所、もっと知りたい・調べたいと思った箇所のうち、あなたが最も興味をもったところを選び、その理由を自分の言葉でまとめてください。また、それについて調べたことがあれば記述してください。

最も興味をもったところ

該当箇所	ページの	行目

内容

最も興味をもった理由

調べたこと

Q3 PART Ⅱ（p.30〜117）に登場した言葉や用語のうち、「知らなかったもの」「意味がわからなかったもの」「読み方がわからなかったもの」を下表にピックアップし、その読み方と意味をまとめてください。下表に収まらない場合は、余白ページなどを利用してください。

該当箇所	言葉・用語	読み方	意味
p.　　行目			
p.　　行目			
p.　　行目			
p.　　行目			
p.　　行目			
p.　　行目			
p.　　行目			
p.　　行目			
p.　　行目			
p.　　行目			
p.　　行目			
p.　　行目			
p.　　行目			
p.　　行目			
p.　　行目			

該当箇所	言葉・用語	読み方	意味
p. 　　　行目			
p. 　　　行目			
p. 　　　行目			
p. 　　　行目			
p. 　　　行目			
p. 　　　行目			
p. 　　　行目			
p. 　　　行目			
p. 　　　行目			
p. 　　　行目			
p. 　　　行目			
p. 　　　行目			
p. 　　　行目			
p. 　　　行目			
p. 　　　行目			
p. 　　　行目			
p. 　　　行目			
p. 　　　行目			

該当箇所	言葉・用語	読み方	意味
p.　　　行目			
p.　　　行目			
p.　　　行目			
p.　　　行目			
p.　　　行目			
p.　　　行目			
p.　　　行目			
p.　　　行目			
p.　　　行目			
p.　　　行目			
p.　　　行目			
p.　　　行目			
p.　　　行目			
p.　　　行目			
p.　　　行目			
p.　　　行目			
p.　　　行目			
p.　　　行目			

PART II 各章末の 振り返りワーク の答え

はじめに ▶p.32

A1 2

A2 自由記述

序章 ▶p.35

A1 ①自然　②回復　③遅らせる　④消耗

A2 断定した表現（断定的な表現）

第1章 換気と保温 ▶p.39

A1 ほこり

A2 窓を開けること

A3 〈解答例〉体温を上げるために余分なエネルギーを消費させてしまうことで生命力を消耗しかねないから。

第2章 住居の健康 ▶p.43

A1 清浄な空気／清浄な水／効果的な排水／清潔／陽光

A2 健康

A3 〈解答例〉家の中の空気がよどむと、当然のごとく病気が発生する。

第3章 小管理 ▶p.47

A1 4、5

A2 3

A3 個別性

第4章 物音 ▶p.51

A1 ①治癒過程　②エネルギー

A2 〈解答例〉睡眠を妨げて十分な休息がとれなくなったり、気がかりや半信半疑などによる心身の消耗を招きかねないから。

A3 音楽

第5章 変化 ▶p.55

A1 3

A2 〈解答例〉窓を開けて外の空気や陽光を浴びたり、外の景色を見ること。

A3 ①変化　②回復

第6章 食事 ▶p.59

A1 〈解答例〉

①QOL：その人らしく満たされた生活を送ること。

②舌苔：舌の表面に細菌や食べ物のカスなどが付着し、白色〜黄色に見えるもの。

③嚥下：口の中のものを飲み込むこと。

A2 ①食事介助の必要な患者でも、介助しながら話しかけたり話させたりしないこと

②療養中も仕事を強いられている病人のばあいは、食事中に仕事を持ち込んだり話しかけたりしないこと

③食事中に心急く想いをさせたりなどしないこと

A3 2

第7章 食物の選択　▶p.63

A1 患者の食物の影響を注意深く観察して、それを医師に報告すること

A2 自由記述

A3 重湯

〈理由 解答例〉消化器の手術後の患者さんは、消化吸収能力が衰えているので、食事は消化しやすい状態にすることで胃の負担を軽減するため。

第8章 ベッドと寝具類　▶p.67

A1〈解答例〉

①清拭：患者さんの体を、清潔保持のために拭くこと。

②発赤：皮膚が炎症などによって赤くなること。

③離床：ベッドから離れること。床上での生活（寝たきりのような状態）から脱すること。

A2〈解答例〉寝たきりでは免疫機能の衰えから感染しやすい状態にあるため、寝具の清潔を保つことが患者さんを感染から守ることにつながるから。

A3 3

第9章 陽光　▶p.71

A1 3

A2 空と陽光

A3〈解答例〉

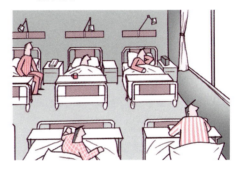

第10章 部屋と壁の清潔　▶p.75

A1〈解答例〉窓を閉め切ったまま、ほこりをはたいて舞い立たせること。

A2 4

A3 ①汚染空気の流入　②室内のほこり　③絨毯から発する不潔な空気

第11章 からだの清潔　▶p.79

A1 ①汗　②細菌　③感染　④吸収

A2 2

A3 リラックス効果

第12章 おせっかいな励ましと忠告　▶p.83

A1 〈解答例〉安易な励ましは医学的見地からの根拠に乏しく、病人の本当の苦悩についてよく理解していないものであり、忠告者側の押しつけでしかなく、病人の心身のストレスを増強させるだけのものであるから。

A2 〈解答例〉自分自身が人生の大半を病床で過ごしたから。

A3 1

第13章 病人の観察　▶p.95

A1 2

A2 顔

A3 ①変化　②生命　③健康

第14章 おわりに　▶p.99

A1 2、4

A2 看護者も芸術家と〜日々鍛錬しているから

A3 頭を使うこと

補章　▶p.114

A1 4

A2 使命感

A3 健康と生きる価値とをとりもどせるかどうか

PART Ⅱ のおわりに　▶p.118

A1 〈解答例〉マニュアルどおりに手技をこなすことが大事なのではなく、なぜそうすることが大切なのかという「考え方」を示さなければ、患者にとって必要な個別の看護ができないと考えていたから。

A2 自由記述

> 答え合わせが終わったら、わからなかったところ、答えられなかったところを中心に、本文に戻って読み直してみましょう！

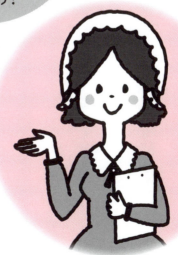

PART I　ナイチンゲールを知ろう

PART II　"看護覚え書"から看護を学ぼう

PART III　看護について考えよう

PART III
看護について考えよう

- このパートでは、PART IとPART IIで学習したことを踏まえ、ワークを行いながら、皆さん自身の看護に対する理解・考えを深めていきます。

- 学習の進度に応じて、それぞれのワークで取り組む時期が異なります。下記を目安に進めてみましょう。

> **ワークで考えを深めよう!**

PART IIIのワークを行う時期の目安

- **ワーク1** 入学前〜初めての臨床実習に出る前= p.130〜131
- **ワーク2** 臨床実習で初めて患者さんを受け持ったとき= p.132〜133
- **ワーク3** 1年次の修了時= p.134〜135
- **ワーク4** 臨床実習で患者さんと深いかかわりができたとき= p.136
- **ワーク5** すべての臨床実習を終えたとき= p.137〜138
- **ワーク6** 卒業を目前に控えた時期= p.139〜140

- このパートの最後に、「わたしのワーク」と題して空欄のページを設けています。皆さんの自由な視点で、自分なりの「看護」を見つけるためのワークをしてみてください。

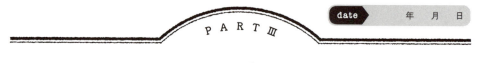

PART Ⅲ

ワーク1

入学前〜初めての臨床実習に出る前に取り組もう!

Q1 ここで改めて、次の2つの問いについて考えてみましょう。PARTⅠ、PARTⅡを読み終えて考えが変わったことがあれば、それも含めて記述してください。

問1 改めて、看護とはどのようなものだと思いましたか?

問2 改めて、どんな看護師になりたいと思いましたか?

Q2 ナイチンゲールが『看護覚え書』のなかで示した重要な原則について、少し掘り下げて考えてみましょう。これから出会う患者さんの姿や、病気を抱えながら生活することがどのようなことかイメージしながら、想像力を働かせ、具体的に記述してください。なお、考える際にはPARTⅠやPARTⅡに戻って復習することをおすすめします。

問1 ナイチンゲールは、患者さんにとって心身の消耗（ストレス）は何よりも有害だと述べています。患者さんの心身を消耗させてしまうこととして、どのようなことがあると想像しますか？ 思いつくだけ具体的にあげてみましょう。

▶参考 PARTⅡ 第3章「小管理」

問2 ナイチンゲールは、患者さんにとって害となる物音があると述べています。患者さんを煩わせる物音には、どのようなものがあると想像しますか？ 思いつくだけ具体的にあげてみましょう。

▶参考 PARTⅡ 第4章「物音」

ワーク2
臨床実習で初めて患者さんを受け持ったときに取り組もう!

Q1 看護学生という立場で、初めて受け持ち患者さんと接してみて、どのようなことを思いましたか? 感動したこと、苦労したことなどはありましたか? 思い出しながら記述してください。

初めて患者さんと接してみて思ったこと

初めて患者さんと接してみて感動したことや苦労したこと

Q2 ナイチンゲールは『看護覚え書』のなかで様々な考えを示していますが、皆さんが臨床実習で患者さんとかかわるなかで、その重要性を感じる場面はありましたか？ それはどのような場面でしたか？ ナイチンゲールのどのような考え方の重要性を感じましたか？ 思い出しながら記述してください。

ナイチンゲールのどのような考え方の重要性を感じたか

どのような場面だったか

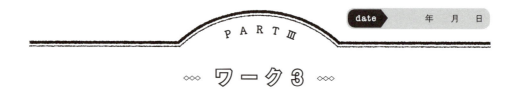

1年次の修了時に取り組もう！

Q1 入学してから今日まで、自分自身のなかで看護に対する考え方に変化がありましたか？ それはどのような変化ですか？ その変化は、どのようなことがきっかけとなったのでしょう？ 具体的に記述してください。

看護に対する考え方の変化

考え方に変化が起こったきっかけ

Q2 PART Ⅱで学んだ、『看護覚え書』に示されたナイチンゲールの考えについて、この1年間で理解が深まったことはどのようなことですか？ また反対に、1年間ではまだ理解しきれていないと感じることはどのようなことですか？ 理由も合わせて具体的に記述してください。

1年間で理解が深まったナイチンゲールの考え

1年間では理解しきれていないと感じるナイチンゲールの考え

PART Ⅲ

date　　年　月　日

~~~ ワーク4 ~~~

臨床実習で患者さんと深いかかわりができたときに取り組もう！

Q ナイチンゲールは「看護であること」「看護でないこと」を明確に区別しましたが、臨床実習を行うなかで、"これって看護なのかな？"と迷うことはありましたか？ それはどのような場面でしたか？ どのように迷いを取り除きましたか？ 具体的に記述してください。

"これって看護なのかな？"と迷った場面

どのように迷いを取り除いたか（取り除けなかった場合はその要因）

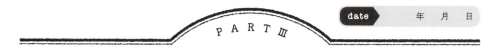

PART Ⅲ　date　年　月　日

~~~ ワーク5 ~~~

すべての臨床実習を終えたときに取り組もう！

Q1 ナイチンゲールが『看護覚え書』の第5章「変化」のなかで、「変化は回復をもたらす一つの手段である」と述べています。これについて、p.54では、皆さんが臨床実習に訪れるのも、患者さんにとっては変化の一つだということを紹介しました。これまで経験してきた臨床実習において、患者さんに変化をもたらし、よい結果につながったケースはありましたか？ それはどのような働きかけにより、どのような変化が起こったのでしょう？ 振り返って具体的に記述してください。

患者さんへの働きかけ

患者さんにもたらされた変化、よい結果

Q2 PART Iで紹介したとおり、ナイチンゲールは史上初めて看護の本質を発見し、看護を「専門職」として確立させました。すべての臨床実習を終えた今、「専門職」としての看護とは、どのようなものだと考えますか？ これまでにかかわった多くの患者さんや、先輩看護師の姿を思い出しながら記述してください。

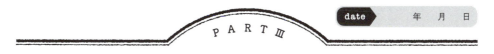

ワーク⑥

卒業を目前に控えた時期に取り組もう！

Q1 看護学生としての日々を終えようとしている皆さん、これまでの学生生活でたくさんの貴重な体験をしてきたことでしょう。卒業を目前に控えた今、再び、次の2つの問いについて考えてみましょう。これまでの体験を振り返りながら、具体的に記述してください。

問1 改めて、看護とはどのようなものだと思いますか？

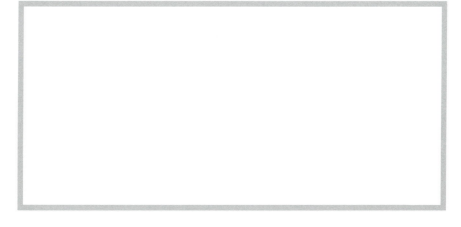

問2 目指す看護師像は明確になりましたか？ それはどのようなものですか？

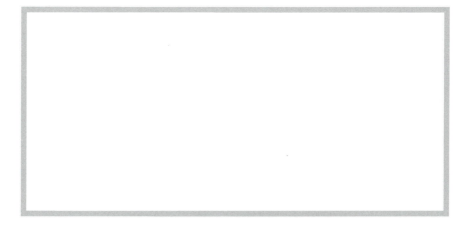

Q2 これから臨床に出て、いよいよ専門職として歩み出す皆さん。今、どのような思いでいますか？ 看護師としての抱負や、未来の自分への激励など、自由に書き出してください。

PART Ⅲ date 年 月 日

∞ 番外編 ∞

わたしのワーク

自由な発想で、看護について考える、皆さんなりのワークをしてみてください。

Q

PART Ⅲ

～番外編～

わたしのワーク

自由な発想で、看護について考える、皆さんなりのワークをしてみてください。

Q

PART Ⅲ

date 年 月 日

◇◇◇ 番外編 ◇◇◇

わたしのワーク

自由な発想で、看護について考える、皆さんなりのワークをしてみてください。

Q

引用・参考文献一覧

PART I

❶ (p.2〜4) 引用文献

1) 湯槇ます監, 薄井坦子, 他編訳：ナイチンゲール著作集　第三巻「看護婦と見習生への書簡」, 現代社, 1977, p.400-401
2) フロレンス・ナイチンゲール著、湯槇ます, 他訳：看護覚え書；看護であること　看護でないこと, 改訳第7版, 現代社, 2011, p.15.

❶ (p.2〜4) 参考文献

- 薄井坦子編：ナイチンゲール言葉集；看護への遺産〈現代社白鳳選書16〉現代社, 1995, p.76.
- フロレンス・ナイチンゲール著, 薄井坦子, 他訳：看護小論集；健康とは病気とは看護とは　病人の看護と健康を守る看護, 現代社, 2003.
- 湯槇ます監, 薄井坦子, 他編訳：ナイチンゲール著作集　第二巻「病人の看護と健康を守る看護」, 現代社, 1974.
- 東京看護学セミナー編著：現代看護の成果と課題, メヂカルフレンド社, 1978.

❷ (p.5〜8) 引用文献

1) セシル・ウーダム・スミス著, 武山満智子, 他訳：フロレンス・ナイチンゲールの生涯（上）, 現代社, 1996, p.17.
2) 前掲1), p.22.
3) 前掲1), p.62.

❷ (p.5〜8) 参考文献

- エドワード・クック著, 中村妙子訳：ナイチンゲール　その生涯と思想（全3巻）, 時空出版, 1993-1994.
- セシル・ウーダム・スミス著, 武山満智子, 他訳：フロレンス・ナイチンゲールの生涯（上・下）, 現代社, 1996.
- リン・マクドナルド著, 金井一薫監訳：実像のナイチンゲール, 現代社, 2015.

❸ (p.9〜22) 引用文献

1) フロレンス・ナイチンゲール著, 薄井坦子, 他訳：看護小論集；健康とは病気とは看護とは　病

人の看護と健康を守る看護, 現代社, 2003, p.129.

2) 湯槇ます監, 薄井坦子, 他編訳:ナイチンゲール著作集　第三巻「看護婦と見習生への書簡」, 現代社, 1977, p.303.

3) 前掲1), p.128.

4) リン・マクドナルド著, 金井一薫監訳:実像のナイチンゲール, 現代社, 2015, p.184-191.

5) 前掲4), p.161.

6) 前掲4), p.199.

7) 湯槇ます監, 薄井坦子, 他編訳:ナイチンゲール著作集　第二巻「病院覚え書」, 現代社, 1974, p.185.

8) 前掲7), p.203-213.

9) 前掲1), p.241.

10) 湯槇ます監, 薄井坦子, 他編訳:ナイチンゲール著作集　第二巻「貧しい病人のための看護」, 現代社, 1974, p.63.

11) 前掲10), p.61.

12) 前掲4), p.185.

13) 前掲7), p.215.

14) 金井一薫:ケアの原形論;看護と福祉の接点とその本質, 現代社, 1998, p.176.

❸ (p.9〜22) 参考文献

・エドワード・クック著, 中村妙子訳:ナイチンゲール　その生涯と思想Ⅰ, 時空出版, 1993.

・セシル・ウーダム・スミス著, 武山満智子, 他訳:フロレンス・ナイチンゲールの生涯(上・下), 現代社, 1996.

・多尾清子:統計学者としてのナイチンゲール, 医学書院, 1991, p.53-57.

・リン・マクドナルド著, 金井一薫監訳:実像のナイチンゲール, 現代社, 2015, p.41, 161.

・丸山健夫:ナイチンゲールは統計学者だった！;統計の人物と歴史の物語, 日本技連出版社, 2008.

・湯槇ます監, 薄井坦子, 他編訳:ナイチンゲール著作集　第二巻「救貧院病院における看護」, 現代社, 1974.

・湯槇ます監, 薄井坦子, 他編訳:ナイチンゲール著作集　第三巻「看護婦と見習生への書簡」, 現代社, 1977, p.265.

PARTⅠのおわりに (p.23) 引用文献

1) フロレンス・ナイチンゲール著, 湯槇ます, 他訳:看護覚え書;看護であること 看護でないこと, 改訳第7版, 現代社, 2011, p.1-2.

2) 湯槇ます監, 薄井坦子, 他編訳:ナイチンゲール著作集　第一巻「女性による陸軍病院の看護」, 第2版, 現代社, 1983, p.79.

PART Ⅱ

※PARTⅡの引用文献は『看護覚え書（改訳第7版）』を除く

※PARTⅡの英文の引用文献＝薄井坦子編：原文 看護覚え書〈原文看護学選集1〉，第2版，現代社，2001．
（Florence Nightingale：NOTES ON NURSING；What it is, and what it is not.）

はじめに （p.30〜31）引用文献

a) 湯槇ます監，薄井坦子，他編訳：ナイチンゲール著作集　第二巻「病人の看護と健康を守る看護」，現代社，1974，p.127．

b) 前掲a），p.126．

第3章 （p.44〜46）参考文献

・安保徹：医療が病いをつくる；免疫からの警鐘，岩波書店，2001．

第14章 （p.96〜98）引用文献

a) 湯槇ます監，薄井坦子，他編訳：ナイチンゲール著作集　第三巻「看護婦と見習生への書簡」，現代社，1977，p.406．

第14章 （p.96〜98）参考文献

・湯槇ます監，薄井坦子，他編訳：ナイチンゲール著作集　第二巻「病院覚え書」，現代社，1974，p.243-250．

・湯槇ます監，薄井坦子，他編訳：ナイチンゲール著作集　第二巻「病人の看護と健康を守る看護」，現代社，1974，p.128．

・湯槇ます監，薄井坦子，他編訳：ナイチンゲール著作集　第三巻「アグネス・ジョーンズをしのんで」，現代社，1977，p.254．

・湯槇ます監，薄井坦子，他編訳：ナイチンゲール著作集　第三巻「看護婦と見習生への書簡」，現代社，1977，p.400．

補章 （p.100〜113）引用文献

a) 湯槇ます監，薄井坦子，他編訳：ナイチンゲール著作集　第二巻「病人の看護と健康を守る看護」，現代社，1974，p.128．

補章 （p.100〜113）参考文献

・湯槇ます監，薄井坦子，他編訳：ナイチンゲール著作集　第一巻「カイゼルスウェルト学園によせて」，第2版，現代社，1983，p.3-34．

著者略歴

徳本 弘子 とくもと ひろこ
前埼玉県立大学保健医療福祉学部看護学科 教授

1980年、千葉大学教育学部特別教科（看護）教員養成課程卒業、東京女子医科大学に入職。1992年、日本看護協会看護指導センター教員。1996年、千葉大学大学院看護学研究科看護学博士前期課程修了、現埼玉県立大学の前身となった埼玉県衛生部看護福祉系大学設立準備室のメンバーとなる。1999年、埼玉県立大学の開学にあたり、同保健医療福祉学部看護学科講師として着任。2008年より同教授。2021年退職。2004〜2012年、北海道大学大学院教育学院博士後期課程に在籍（満期退学）。教育分野は基礎看護学、看護教育学、理論看護学。研究分野は看護学生の認識発展過程、看護教員力量形成、教育方法。教員養成、看護師の継続教育・実践研究の指導も担う。ナイチンゲール研究学会ほか所属学会も多数。

ワークブックで学ぶ　ナイチンゲール『看護覚え書』

2016年12月22日　第1版第1刷発行
2025年3月5日　第1版第8刷発行

定価（本体1,400円+税）

著　者　徳本　弘子 ©　　　　　　　　　　　〈検印省略〉
発行者　亀井　淳
発行所　株式会社メヂカルフレンド社
〒102-0073　東京都千代田区九段北3丁目2番4号
麹町郵便局私書箱第48号　電話（03）3264-6611　振替00100-0-114708
https://www.medical-friend.jp

2016 Printed in Japan　　落丁・乱丁本はお取り替えいたします
DTP／（有）マーリンクレイン　印刷／大盛印刷（株）　製本／（株）村上製本所
ISBN978-4-8392-1614-6　C3047　　　　　　　　　　　　　　　107129-116

- 本書に掲載する著作物の著作権の一切〔複製権・上映権・翻訳権・譲渡権・公衆送信権（送信可能化権を含む）など〕は、すべて株式会社メヂカルフレンド社に帰属します。
- 本書および掲載する著作物の一部あるいは全部を無断で転載したり、インターネットなどへ掲載したりすることは、株式会社メヂカルフレンド社の上記著作権を侵害することになりますので、行わないようお願いいたします。
- また、本書を無断で複製する行為（コピー、スキャン、デジタルデータ化など）および公衆送信する行為（ホームページの掲載やSNSへの投稿など）も、著作権を侵害する行為となります。
- 学校教育上においても、著作権者である弊社の許可なく著作権法第35条（学校その他の教育機関における複製等）で必要と認められる範囲を超えた複製や公衆送信は、著作権法に違反することになりますので、行わないようお願いいたします。
- 複写される場合はそのつど事前に弊社（編集部直通TEL03-3264-6615）の許諾を得てください。